本著作得到以下项目经费支持:
1.湖南省卫生健康委2023年度科研计划一般资助课题（B202305028925）
2.2023年中南大学教育教学改革项目（2023jy196）
3.2025年中南大学教育教学改革子项目（2025jy076-4）

产科护理
健康教育实操教程

U0642438

主　编◎赵　文　杨　丽　骆　璐　曹利萍

副主编◎朱洁婷　廖　蓉　王　浪　王卿宇　蒲鎏进　张　婷
　　　　李帅帅　龚　静

编　者◎（按姓氏拼音排序）

蔡玲霞	曹利萍	陈　艳	代　宁	范梦萍	龚　静
何嘉欣	李玫瑰	李帅帅	廖　蓉	刘菲侠	刘建红
刘　珊	刘思维	刘玄巾	刘　云	骆　璐	蒲鎏进
屈　婧	屈诗燕	唐　莉	王　浪	王　琳	王卿宇
王淑芳	吴　斌	吴江萍	肖　乐	肖　霞	谢思斯
杨　丽	杨喜军	叶琼子	曾　梅	张　婷	赵　文
朱洁婷	朱　娟				

中南大学出版社
www.csupress.com.cn
·长沙·

前 言
Foreword

随着社会发展和医学模式的转变,健康教育已成为现代产科护理工作中不可或缺的重要组成部分。科学的健康指导不仅能够帮助孕产妇安全、顺利地度过妊娠期、分娩期及产褥期,还能有效降低母婴并发症的发生率,显著提升母婴健康水平。在当今数字化时代,生成式 AI 技术为医学健康教育带来了前所未有的机遇,它能够通过情景模拟训练,为临床护理人员和孕产妇提供更加生动、高效、个性化的学习体验。为满足临床护理人员、孕产妇及其家庭对系统化、科学化、实用化产科健康知识的迫切需求,我们组织编写了这本《产科护理健康教育实操教程》。

本书立足于孕产妇的实际健康需求,紧密结合国内外最新临床指南、循证医学证据以及生成式 AI 技术的应用优势,系统梳理了从备孕到围生期的全程健康管理要点。全书共分为十一章,内容涵盖健康教育理论基础、备孕指导、孕期检查、常见孕期不适应对、妊娠合并症管理、营养与运动指导、心理保健、安全防护、皮肤护理以及分娩前准备等关键环节。本书创新性地采用"理论+案例+实操"的模式,通过真实情景案例和标准化操作流程,将专业医学知识转化为易于理解和实施的健康指导方案,既有助于提升护理人员的健康教育能力,又能为孕产妇提供切实可行的自我管理支持。

本书的突出特色体现在四个方面:一是内容体系完整,全面覆盖孕产期各阶段的生理变化、心理调适和社会适应需求;二是强调实践应用,通过典型情景案例和标准化评估工具,将理论知识转化为可操作的临床技能;三是注重科学性与实用性相结合,所有推荐意见均基于最新循证证据和临床实践经验;四是受众定位明确,既可作为医疗机构产科护理人员的规范化培训教材,又可作为孕产妇自我保健的指导手册。

在编写过程中,我们始终秉持科学严谨的态度,力求内容的专业性和可读性相统一。然而,限于编者的学识水平和时间仓促,书中难免存在疏漏之处,恳请各位专家、同仁和读者不吝指正，这将助力我们在后续重印或再版时予以完善。我们衷心希望本书能够为提升我国产科护理健康教育水平贡献绵薄之力，最终实现"以专业护理护航母婴健康，用科学指导温暖生命起点"的美好愿景。

编者

2025 年 5 月

目 录
Contents

第一章

健康教育概述

　　健康教育是一种系统性、有计划、有组织、有评价的教育活动，涵盖了身体、心理、社会等多方面健康内容。在当前"健康中国"战略背景下，医院健康教育具有深远的社会和个体意义。首先，它是提升全民健康素养的重要举措，与《"健康中国 2030"规划纲要》中提出的将人民健康放在优先发展的战略地位相契合。此外，健康教育反映了现代医学发展的趋势，随着医疗模式的转变和医学社会化的发展，医疗服务模式已经从单一的"医疗型"转向多元化的"医疗-预防-保健型"。

　　围生期健康教育作为医院健康教育的核心模块，通过构建以孕产妇为中心的知识传递体系，系统提升孕妇及其家庭成员的妊娠期健康管理能力。围生期健康教育是医院健康教育的重要组成部分。其主要目的是通过对孕妇及其家属的健康知识传授，改善孕妇及其家属的健康水平，以及对孕期的正确理解和常见健康情况的处理能力。健康教育以孕妇为中心，通过传递健康知识、提供健康指导和培养健康行为，帮助她们在了解和管理孕期方面取得进步，从而促进康复和预防疾病的发生。围生期健康教育能促进人文科学与医学的有效结合，消除医患信息不对称现象，增进孕产妇对医务人员的信任。同时，它也促使医务人员提升服务意识和形象，规范服务行为，提供更加人性化的医疗服务。

一、围生期健康教育的理论框架

1. 知识信念行为模式

　　知识信念行为模式简称知信行模式，是健康教育中经常采用的理论框架。它将人们的行为改变分为获取知识、产生信念及形成行为三个连续过程，其中，知识和学习是基础，信念和态度是动力，促进健康行为是目标。在健康教育中，知信行模式的应用至关重要。首先，它通过教育和宣传的方式传递健康信息，获取知识。其次，健康教育强调行为改变的必要性，让人们相信改变不良行为对自身有益，从而使人们感到有信心、有能力通过努力改变不良行为。这体现了信念和态度作为行为改变的动力。最后，健康教育鼓励人们将所学知识转化为实际行动，形成有益于健康的行为习惯。总之，知信行模式在健康教育中的应用，能够有效提高人们的健康意识和健康知识，培养健康行为和健康技能，促进健康生活方式的形成和维持，从而提高人们的健康水平。

2. 健康信念模型

健康信念模型(Health Belief Model，HBM)是在知信行理论框架下发展的经典行为干预模型。该模型通过解构个体健康决策的心理机制，系统阐释从认知到行为的转化路径，包含以下五大核心维度。①风险感知教育：量化展示不良妊娠结局的流行病学数据。②后果认知强化：运用案例教学法解析妊娠并发症的生物学及社会学影响。③健康收益论证：通过对照研究数据呈现规范产检的临床价值。④行为障碍干预：建立"问题清单-解决方案"数据库应对依从性障碍。⑤自我效能提升：构建同伴支持网络与阶段性成就奖励机制。该模型通过构建"风险预警-决策支持-行为赋能"的闭环干预系统，有效解决了传统健康教育中知识转化率低的痛点，为健康行为的长效维持提供了科学的理论支撑。

二、围生期健康教育类型及方法

常见的健康教育方法：①动态交互系统，应用 CICARE 沟通模型(联结-介绍-沟通-询问-回应-教育)，口头教育是最直接的教育方式，通过面对面的语言交流，能够根据受教育者的反馈调整教育内容，实现个性化教育目标。②静态知识系统，开发分级制图文手册与三维解剖模型，书面资料以文字或图片的形式呈现健康知识，这种方式简明、生动，可多次重复观看。③智能支持系统，搭建 AI 产检助手与远程胎心监测平台。网络及多媒体教育如在线健康课程、手机应用程序、远程医疗服务等新媒体形式，为人们提供更加便捷、个性化的健康教育服务。常见的方法有以下几种：

1. CICARE 模式

CICARE 模式用于医疗护理中，旨在提升医患沟通和患者满意度。该模式包含六个步骤：建立联结、确认身份、传递信息、主动询问、响应处理、教育赋能。结构化沟通模型：该标准化沟通框架包含六个临床交互维度，通过系统化流程提升医患信任度。

(1)建立联结(connect)

1)运用非语言沟通技巧建立初始信任，保持适度目光接触与开放性肢体语言。

2)采用情感反射技术表达共情："我能感受到您对检查结果的担忧"。

(2)确认身份(introduce)

1)执行标准化身份声明："我是您的责任护士×××，将全程负责您的术后护理"。

2)佩戴可视化职称标识，增强专业可信度。

(3)传递信息(communicate)

1)应用 SPIKES 原则进行医疗信息传达，重点突出：S(setting up)设置、P(Patient's Perceptions)评估患者的认知、I(Patient's Invitation)信息需求度评估、K(Knowledge)知识与信息提供、E(Exploring/Empathy)共情、S(Strategy/Summary)总结。

2)传达诊疗方案的关键时间节点。

3)预期治疗效果与潜在风险阈值。

(4)主动问询(ask)

1)采用 COLDER 法则进行症状评估(性质、部位、持续时间等)。

2)设计开放式问题链："关于用药剂量，您最想了解哪些细节？"

(5)响应处理(respond)

1)建立三级响应机制：一级响应(即时处理)：由责任护士直接解决基础护理问题(如疼

痛评估、体位调整)。二级响应(专业协同)：需跨岗位协作(如药师调整用药、营养师定制膳食)。三级响应(多学科会诊)：针对复杂病例(如术后并发症)，启动 MDT 团队出具方案。

2)即时性问题：床旁实时解答(<2 分钟响应)。

3)专业性问题：启动 MDT 会诊通道(24 小时内反馈)。

(6)教育赋能(educate)

1)制定个性化教育包，包含：①患者档案分析：根据年龄、文化程度、疾病阶段定制内容(如老年患者提供大字版手册)。②教育工具：动画短视频(如剖宫产流程演示)；互动问答手册(带自我测试题)；线下工作坊(新生儿急救模拟演练)等。③家庭支持材料：针对家属的陪护指南(如产后抑郁识别表)。

2)可视化用药指导图谱。

3)症状自我监测数字工具。

2. 反馈式宣教

反馈式宣教又称回授法健康教育模式，其中应用比较广泛的是 Teach-back 健康教育方法。Teach-back 健康教育是一种以患者为中心的健康教育策略，通过护患的互动和反馈来增强学习效果，旨在确保患者或学习者理解所传达的信息，能够有效提升医患沟通的质量，促进患者的健康管理，是一种有效的健康教育方法。Teach-back 健康教育方法的核心步骤包括：

(1)信息传递：医务人员向患者介绍重要健康信息等。

(2)要求复述：信息传递后，患者需用自己的话复述内容，以确认理解。

(3)评估理解：医务人员根据复述评估患者理解程度，如有误解或遗漏，及时纠正并解释。

(4)重复和强化：必要时，医务人员再次解释信息，使用不同方式或示例帮助理解。

(5)鼓励提问：患者复述后可提问，确保困惑得到解答，增强参与感。

3. 过程性评价——强化巩固健康宣教

过程性评价是一种动态的评价方法，旨在通过持续监测和反馈来提升健康宣教的质量和效果。在强化巩固健康宣教模式中，过程性评价能够帮助医疗提供者及时了解患者的学习状态和行为变化，从而进行相应的调整和强化。强化巩固健康宣教模式核心要素包括：

(1)持续评估与反馈：评估患者对健康教育内容的理解，根据反馈调整教育策略。

(2)互动参与：鼓励患者积极参与宣教，通过提问和分享经验增强互动。

(3)强化学习：重复强化关键健康信息，帮助患者巩固知识。

(4)设置具体目标：患者参与制定目标，确保目标具体、可测量、可实现。

(5)社会支持网络：提供资源和信息，形成支持性环境。

4. 聚焦解决模式下的健康教育

聚焦解决模式下的健康教育是一种充分尊重个人、相信个人自身资源和潜能的心理干预及健康教育模式。聚焦解决模式将干预的关注点集中在与个体共同构建解决方案上，从而达成个体期望的结果。该模式强调将解决问题的关注点集中在人的正向方面，并寻求能够最大化挖掘个体或团体的力量、优势和能力的方法。在健康教育中的应用中，聚焦解决模式通常包括描述问题、确立目标、探讨例外、实施反馈和评价等阶段。

(1)描述问题：关注患者的积极面，增强其自信心，并挖掘其潜能。

（2）确立目标：与患者共同制定短期和长期目标，确保这些目标与需求和期望相符。

（3）探讨例外：探讨过去的成功经验，并思考如何应用到当前的问题解决中。

（4）实施反馈：密切关注患者的变化情况，强化目标，并肯定患者的努力。

（5）评价：对健康教育后的总体效果进行评价，总结经验，并构建新的目标。

5. 情景体验式健康教育

情景体验式健康教育是在建构主义的学习理论下的一种注重参与、互动与实践的教育方式，旨在通过模拟或创设特定的健康相关情景，让学习者亲身参与、体验并学习健康知识、技能与态度。这种教育方式能够增强学习者的代入感和体验感，从而更好地促进健康知识的吸收与运用。

在情景体验式健康教育中，通常会设计一系列与健康相关的活动、对话或场景，如模拟健康检查、疾病防治、营养搭配、运动锻炼等，让学习者在参与过程中亲身体验健康行为的重要性，并学会如何在日常生活中应用这些知识。情景体验式健康教育是一种富有创意和实效性的教育方式，它通过模拟或创设特定的健康相关情景，让学习者在参与和体验中学习健康知识、技能与态度，为培养健康生活方式和提高健康素养提供了有力的支持。

三、质量评价体系

建立 PDCA 循环管理机制，从结构指标(资源配置)、过程指标(参与度)、结果指标(健康结局)三个维度构建三级质控体系，确保健康教育项目的科学性与实效性。

四、围生期健康教育对护士的要求

1. 专业知识与技能

护士应具备扎实的妇产科、护理学科的相关理论知识，了解最新围生期护理实践标准，掌握孕期保健、分娩过程、产后调理等方面的专业知识。同时，护士需熟练掌握相关的护理技能，如产前检查、分娩指导、产后护理、产程监护、胎心监测、母乳喂养指导等，能为孕产妇提供科学、准确、专业的健康指导。

2. 沟通与教育能力

护士应具备良好的沟通能力，掌握一定的沟通技巧和健康教育方法，如应用 Teach-back 健康教育方法、CICARE 模式等，能够以通俗易懂的语言向孕产妇及其家属解释围生期相关知识的重要性和具体措施。护士需要提高自身的语言表达能力和沟通交流技巧，如倾听、表达、同理心等，确保有效传达健康知识。此外，护士通过及时有效的沟通和反馈，了解孕产妇的真实需求和疑虑，提供个性化的健康教育方案，帮助她们建立正确的健康观念和行为习惯。

3. 人文关怀与心理支持

围生期是孕产妇心理波动较大的时期，护士应展现出人文关怀，给予孕产妇充分的关心和支持；了解她们的心理状态，及时发现并缓解其焦虑、恐惧等负面情绪；通过心理疏导和健康教育，帮助孕产妇建立积极的心态，增强应对分娩和产后挑战的信心。

4. 持续学习与自我提升

围生期健康教育涉及的知识和技能不断更新，护士应保持持续学习的态度，不断提升自己的专业素养。通过参加专业培训、阅读最新研究文献等方式，了解最新的围生期保健理念和技术，为孕产妇提供更加科学、有效的健康教育服务。护士应积极参与护理健康教育的科学研究，提高教育技能，如评估、教学策略和反馈能力等，以适应不同患者的教育需求，并将科研成果应用于实践，推动医院健康教育工作的进步。

第二章

备孕期

◀))) 学习目标

【知识目标】

1. 能够阐述孕前筛查、优生指导的重要性；
2. 熟知备孕期常见孕前筛查项目、注意事项及优生咨询的相关知识。

【能力目标】

1. 能根据备孕夫妇的个体差异规划孕前筛查计划，合理安排检查项目、顺序与时间，协助规避各种不良影响因素；
2. 能够运用健康教育理论为备孕期夫妇开展优生指导，实施有效的备孕期健康教育，通过模拟案例提升健康教育水平。

【素质目标】

提升护生与备孕家庭的沟通交流能力，能够用通俗易懂的语言向备孕夫妇解释专业知识与复杂概念，达到良好的备孕期健康教育效果。

▶ 第一节　孕前筛查

生育一个健康的宝宝是每对夫妇的深切期盼，而孕前筛查作为实现这一美好愿景的关键环节，具有不可替代的作用。它能够在怀孕前全面、深入地掌握夫妇双方的身体状况，及时发现潜在的健康隐患，为后续的处理提供科学依据，从而为胎儿的茁壮成长构筑起安全、适宜的内外部环境，显著降低孕期风险，有效提升生育质量。

一、孕前检查的概念

孕前检查是指备孕夫妻双方检查生殖系统和遗传因素，以生出健康的婴儿。这类检查的最佳检查时间是怀孕前的 3~6 个月。

二、孕前筛查的重要性

孕前筛查是评估妊娠夫妇健康状况和导致出生缺陷等不良妊娠结局风险因素的重要手段，是实现优生优育的基石。它能深度排查夫妻双方潜在的遗传与健康隐患，大幅降低胎儿罹患染色体异常疾病及先天性缺陷的风险，从源头上保障胎儿的健康发育。对于女性，孕前筛查可精准探测妇科疾病、内分泌紊乱以及身体功能，有效规避孕期并发症，确保孕期安全与稳定。对于男性，该筛查能够严谨评估精子质量与生殖系统健康状况，及时发现并处理精索静脉曲张、精液质量不佳等问题，提高受孕成功率，同时防止乙肝、艾滋病等传染病的母婴传播。孕前筛查还为个性化备孕提供科学依据，医生可以根据筛查结果定制营养补充方案、调整生活方式及疾病管理策略，让夫妻在身心俱佳的状态下受孕，为宝宝的未来奠定坚实的健康基础，对家庭幸福与社会人口素质提升有着不可估量的深远意义。

作为护士，要帮助被检者做好孕前筛查，需做到以下几点：①凭借专业知识提供详细咨询，告知筛查项目的意义以提升被检者配合度；②协助被检者做好准备工作，精准告知检查前的注意事项；③熟练规范采集标本，兼顾隐私与质量；④主动沟通加强心理疏导，缓解被检者焦虑；⑤密切跟踪结果并协助解读，向患者说明异常含义、影响与应对举措，全方位保障孕前筛查工作的顺利推进与结果的有效处理。

三、常见孕前筛查项目

根据被检测夫妻双方年龄、性别、身体状况等不同，各类孕前检查项目的检查指标也不同。涉及的检查指标繁多，情况复杂多样。在此，仅列出一些常见孕前检查项目的指标，具体检查指标可进一步咨询医生。孕前筛查内容包括一般情况评估、体格检查、实验室检查及辅助检查。

(一) 一般情况评估

了解备孕夫妇年龄及一般状况，包括既往有无遗传病史、家族史和慢性病史，有无不良妊娠结局史，以及职业状况、工作环境、饮食营养、生活方式、人际关系、运动(劳动)情况等。

(二) 体格检查、实验室检查及辅助检查

本节将分别对女性检查项目和男性检查项目展开详细的阐述，以便了解二者检查的重点内容。

1. 女性检查项目

(1) 一般检查：基本体格检查是孕前筛查的基础。通过测量身高、体重、血压等指标，医生可以初步评估被检者的整体健康状况。肥胖、高血压等基础疾病若不加以控制，可能增加妊娠期高血压疾病、妊娠期糖尿病等并发症的风险，对胎儿发育造成不利影响。因此，被检者应在孕前积极调整体重和血压等指标，确保身体健康。仅用生活方式干预就能把血压控制在 140/90 mmHg 以下，且不合并靶器官损害、未用药物治疗的高血压女性患者可备孕；已用降压药物治疗者需要换成孕期相对安全的降压药，药物调整后血压达标 4~8 周后再行备孕；高血压 2 级及以上且伴有靶器官损害的女性，应进行规范治疗 3~6 个月后，再进行孕前评

估，以确定能否备孕。

（2）血常规检查：主要检测血红蛋白浓度、红细胞、白细胞计数及分类、血小板计数等指标，用于评估是否存在贫血、感染、血液系统疾病等情况。例如，缺铁性贫血在女性中较为常见，如果孕前未得到纠正，孕期可能会因贫血加重而影响胎儿的氧气供应和生长发育。极重度和重度贫血者不宜怀孕，轻中度贫血者应在治疗后密切监测下备孕，并在孕期进行密切监测。

（3）尿常规检查：分析尿液中蛋白质、红细胞、白细胞、尿糖等指标，以了解泌尿系统是否存在感染、炎症、肾脏疾病、糖尿病等问题。孕期肾脏负担加重，如果孕前就存在肾脏疾病或泌尿系统感染，可能会在孕期加重病情，甚至发展为妊娠期高血压疾病、子痫前期等严重并发症，威胁母婴健康。

（4）肝肾功能检查：包括丙氨酸氨基转移酶（ALT）、天冬氨酸氨基转移酶（AST）、胆红素、白蛋白、球蛋白等指标。ALT 和 AST 升高可能表示肝细胞受损，如乙肝感染导致的肝功能异常，孕期可能加重并存在母婴传播的风险。胆红素水平升高可能提示肝脏或胆道问题。白蛋白水平异常反映肝脏合成功能受损或营养不良。肾功能检查关注肌酐、尿素氮、尿酸等指标，肌酐和尿素氮水平升高通常表示肾功能不全。尿酸升高可能与痛风、肾脏疾病相关。孕期肾脏血流量和肾小球滤过率增加，若孕前肾功能有问题，可能引发并发症，如妊娠期高血压疾病伴肾损害、肾衰竭。

（5）妇科检查：涵盖常规检查、白带常规、宫颈涂片（TCT）和人乳头状瘤病毒（HPV）检测。常规检查评估外阴、阴道、宫颈、子宫及双附件情况。白带常规分析阴道分泌物，以预防阴道炎可能引发的孕期并发症。TCT 用于早期发现宫颈病变，孕前检查有助于及时治疗，防止孕期病情恶化。HPV 检测确认是否感染病毒，阳性结果需进一步检查和治疗，以排除宫颈癌前病变或癌症。

（6）优生四项（TORCH）检测：包括风疹病毒、巨细胞病毒、弓形虫、单纯疱疹病毒。这些病原体可能导致胎儿畸形、流产等严重后果。若发现抗体阳性，需进一步诊断并采取措施，如抗病毒治疗或暂时避孕，确保怀孕安全。

（7）甲状腺功能检查：主要检测甲状腺素（T4）、三碘甲状腺原氨酸（T3）、促甲状腺激素（TSH）等指标。孕前甲状腺功能异常，如甲状腺功能减退（甲减）或甲状腺功能亢进（甲亢），可能导致胎儿智力低下、生长发育迟缓等。甲减还可能增加妊娠期高血压疾病、胎盘早剥、流产、早产等并发症的发生风险。甲状腺功能异常女性需在医生指导下治疗，调整至正常范围后再备孕，并在孕期进行密切监测。

（8）性激素六项：包含促卵泡生成素（FSH）、促黄体生成素（LH）、雌二醇（E2）、孕酮（P）、睾酮（T）、催乳素（PRL），用于评估卵巢功能和内分泌状况。FSH 升高可能预示卵巢功能下降，影响生育。LH 高峰有助于预测排卵，指导受孕。E2 异常可能影响受精卵着床。P 水平降低可能表明黄体功能不足，增加流产风险。T 水平升高可能与排卵问题相关。PRL 过高可能抑制排卵，导致月经不调和不孕。

（9）血糖与血脂检查：血糖检查包括空腹和餐后 2 h 血糖。孕前血糖异常可导致妊娠期糖尿病，增加胎儿和孕妇风险，产后易患 2 型糖尿病。糖尿病妇女应于血糖控制在正常水平时备孕，并排查糖尿病相关的并发症，如眼底、肾功能等。根据综合评估的结果判断是否适合备孕。血脂检查包括总胆固醇、甘油三酯、低密度脂蛋白胆固醇（LDL-C）和高度度脂蛋白胆固醇(HDL-C)。孕前血脂高会增加孕期代谢紊乱和相关疾病风险。

（10）传染病检查：主要有乙肝五项、丙肝抗体、艾滋病抗体、梅毒螺旋体抗体检测。乙肝五项可确定乙肝感染情况。乙肝妇女建议计划怀孕，在怀孕前应行肝功能、HBV DNA 乙型肝炎病毒脱氧核糖核酸（血清）检测以及肝脏 B 超检查。最佳的受孕时机是肝功能正常、血清 HBV DNA 低水平、肝脏 B 超无特殊改变时。如果肝功能异常，则需要经过治疗后恢复正常，且停药 6 个月以上复查正常才可怀孕。丙肝抗体阳性者需进一步检查病毒 RNA，以确定是否复制，必要时进行孕前抗病毒治疗。艾滋病抗体阳性女性需抗病毒治疗并加强孕期监测，选择合适的分娩方式。患有梅毒的女性应在孕前至少 1 个月做非梅毒螺旋体抗体血清学试验检测，经过正规治疗后定期复查结果正常，才可以备孕。

（11）腹部超声检查：用于检查子宫及附件的形态、结构，排查子宫肌瘤、卵巢囊肿、子宫内膜息肉等病变。子宫畸形可影响受精卵着床与胎儿发育，导致流产、早产等。子宫肌瘤的大小、位置、数量不同，对受孕和妊娠的影响也不同。黏膜下肌瘤可能阻碍受精卵着床，肌壁间肌瘤较大时可致子宫腔变形，浆膜下肌瘤扭转可引发腹痛，导致流产或早产。卵巢囊肿直径较大时可能破裂、扭转，影响卵巢功能与胎儿发育。子宫内膜息肉可致月经量增多、经期延长，影响受精卵着床。孕前发现这些病变，有手术指征的可先手术治疗，术后调养再怀孕，以降低孕期风险。

（12）ABO 溶血检查：Rh 阴性血的备孕妈妈需要进行溶血相关的检查，尤其是女性血型为 O 型、丈夫血型为 A 型或者 B 型时，为防止宝宝出现溶血，需要进行静脉采血化验。

（13）染色体异常疾病筛查：对于一些常见的遗传病，如地中海贫血、进行性脊肌萎缩等，建议夫妻双方进行携带者筛查，以识别高风险因素；高危人群应进行孕前染色体筛查，常见的染色体病包括单体型、三体型、三倍体，以及涉及两条或以上的染色体结构畸变等。

2.男性检查项目

（1）一般检查：涵盖身高、体重、血压等指标。身高体重比反映营养状况，体重指数过高与多种慢性疾病相关，可能影响男性生育能力。肥胖干扰性激素代谢，可影响精子生成和质量。血压异常可能影响肾脏血液灌注，进而影响精子生成和成熟。

（2）常规男科检查：注意第二性征；观察外生殖器，如龟头是否外露，包皮外口能否上翻，有无赘生物、溃疡、包皮垢；检查尿道外口位置，触诊阴茎有无硬结，挤压阴茎尿道时尿道外口有无异常液体外流；检查睾丸、附睾和精索形状及大小，了解有无肿块。当阴囊内睾丸缺如时，应仔细检查同侧腹股沟。

（3）血常规与尿常规：血常规检查可发现贫血、感染及血液系统疾病。严重贫血影响睾丸生精功能，导致精子数量减少、活力下降。白细胞计数及分类异常提示泌尿系统或生殖系统感染，感染影响精子质量、活力和形态，降低受孕概率。尿常规检查可用于排查泌尿系统疾病，男性泌尿系统感染易逆行感染生殖系统，引发附睾炎、精囊炎等，从而影响精子产生、运输与储存。尿蛋白、尿糖等指标异常反映肾脏功能或代谢问题，与男性生育能力相关疾病有关。

（4）肝功能与肾功能：肝脏功能异常，如 ALT、AST 升高，影响雄激素代谢，进而影响精子生成与发育，治疗肝脏疾病的药物也可能有生殖系统副作用。肾功能检查指标反映肾脏滤过和排泄功能，肾脏功能异常致代谢废物蓄积，影响生殖系统微环境。高尿酸血症与痛风相关，痛风患者体内炎症状态可损害精子质量，增加精子 DNA 损伤风险，降低受孕成功率，影响胚胎质量与发育。

（5）精液检查：此为评估男性生育能力的关键项目，检测精子数量、活力、形态、液化时间等参数。精子数量过少可使受孕概率降低；活力低下使精子难以与卵子结合；畸形精子过多可能影响受精能力，即使受精成功也可能导致胚胎发育异常或流产；精液液化时间过长限制精子活动能力。精液检查结果受禁欲时间、生活习惯、环境因素、疾病和药物等影响，检查前男性需严格禁欲2~7天，避免不良因素。

（6）传染病检查：包括乙肝、丙肝、艾滋病、梅毒检测。这些传染病可通过性传播导致妻子感染，影响胎儿健康。艾滋病病毒感染男性可致胎儿感染，出现发育迟缓、免疫缺陷等问题。梅毒螺旋体感染男性可引起胎儿先天性梅毒，导致流产、早产、死胎、胎儿发育畸形等。因此，男性在孕前进行传染病检查对预防母婴传播、保障家庭健康极为重要。

（7）生殖系统超声检查：主要针对睾丸、附睾、精索等部位。精索静脉曲张是常见疾病，可导致睾丸局部温度升高、血液瘀滞，影响睾丸血液循环与营养供应，使精子数量减少、活力下降、畸形率增加，是男性不育的重要原因。

四、孕前筛查注意事项

检查的前1晚，需从凌晨开始禁食禁水，因为部分检查项目要求必须在空腹状态下进行。另外为保证孕前检查的顺利和准确，体检的前3~5天饮食要清淡，避免食用含血性的食物，如猪血。女性在晨起的时候用小瓶装点晨尿，以备验尿时使用；做B超的时候，要多饮水使膀胱充盈以便做腹部B超。对于男性来说，保持良好的生活习惯非常重要，建议不熬夜、不吸烟、不饮酒，饮食均衡，并适当进行运动，减少高脂肪、高蛋白及油腻食物的摄入。在计划怀孕之前的半年内，要戒烟忌酒，以免导致精子数量减少、活力降低，甚至出现畸形，影响受孕。

第二节　优生指导

一、优生指导的概念

孕前优生指导以提高出生人口素质、减少出生缺陷和先天残疾的发生为宗旨。它主要关注遗传与环境两大因素，通过了解夫妻双方的工作性质、生活环境及家族史，提供有针对性的指导，并对有遗传病家族史的患者进行风险评估。优生指导的内容通常包括婚前检查、遗传咨询、孕期保健、产前诊断等多个方面，以确保夫妻双方能够在最佳状态下受孕，并降低胎儿出生缺陷的风险。孕前优生指导是婚前保健的延续，也是孕期保健的前移。孕期保健至少应在计划受孕前4~6个月进行。

二、优生指导的重要性

1.提高人口素质

优生指导能够降低出生缺陷的发生率，从而培养更加聪明健康的后代。这不仅有助于提高人口的整体素质，还能为家庭带来美满和幸福。

2.预防遗传性疾病

通过了解夫妻双方的家族史和遗传病史，优生指导能够识别潜在的遗传风险，并采取相应措施进行预防。这有助于避免遗传性疾病在家族中的蔓延，保护后代的健康。

3.促进优生优育

优生指导不仅关注胎儿的健康，还注重孕期的保健和营养，以及新生儿的抚育和教育。通过科学的育儿知识和方法，优生指导能够帮助父母更好地照顾和教育孩子，促进孩子的全面发展。

4.降低社会负担

出生缺陷和遗传性疾病不仅给家庭带来沉重的经济和精神负担，也给社会带来了一定的挑战。通过优生指导，可以降低这些疾病的发生率，从而减轻家庭和社会的负担。

三、优生指导的内容

做好优生指导，关键在于多方面的协同推进。首先，需要构建扎实的知识体系，涵盖各类遗传病的遗传模式与基因检测技术、营养学中备孕及孕期对营养素的精准需求与食物营养构成，以及心理学领域备孕与孕期常见心理压力源及其影响。其次，精准评估服务对象，详细了解家族遗传史并绘制图谱排查风险，进行全面身体检查与生活方式评估，同时运用多种方法洞悉心理状态。再次，开展个性化指导，针对遗传风险提供生育选择与孕期检查建议；根据个体定制膳食与营养补充计划；规划适宜的作息与运动方案，并强调规避不良环境；传授心理调适技巧，帮助营造家庭支持氛围。最后，持续跟踪与支持，定期回访了解进展与指导落实情况，密切关注检查结果并灵活调整方案，全程提供心理疏导，必要时推荐专业心理服务，确保育龄夫妇能够生育健康的后代。

1.遗传咨询

遗传因素在生育过程中起着关键作用，深刻影响着新生命的遗传特质与健康走向。专业的遗传咨询对于具有特定家族遗传背景或生育经历的夫妇而言，是不可或缺的重要环节。遗传咨询可以有效减少遗传病患儿出生、降低遗传病发病率，对未来的妊娠结局进行风险评估、建议和指导。需要进行遗传咨询的人群包括：

（1）不明原因反复流产，或有死胎、死产等情况的夫妇，或者是生育过确诊遗传病患儿或有先天畸形儿的夫妇。

（2）常规检查时或行常见遗传病筛查时发现异常的夫妇。

（3）夫妻双方或一方的家庭成员中患有遗传病、先天畸形者，或不明原因的智力低下、肿瘤以及其他与遗传因素密切相关疾病的患者。

（4）孕前接触了不良环境因素以及患有某些慢性病的夫妇。

（5）此外，婚后多年不育的夫妇、35岁以上的高龄孕妇、近亲婚配的夫妇等也需要进行遗传咨询。

医生会通过详尽的家族病史调查，包括但不限于三代以内直系与旁系亲属的疾病发生情况，如是否存在单基因遗传病（如囊性纤维化、亨廷顿等）、多基因遗传病（如冠心病、糖尿病等在家族中的聚集现象）以及染色体异常疾病的家族史。结合夫妇双方的年龄、种族、既往生育史等多方面因素，运用先进的遗传学分析方法与工具，构建精准的家族遗传图谱。一旦识别出高风险遗传因素，医生将依据具体情况为夫妇制定个性化的生育策略。对于某些可进行胚胎植入前遗传学诊断的单基因遗传病，如地中海贫血，在体外受精过程中，对胚胎进行基因检测，筛选出不携带致病基因的健康胚胎进行移植，从而在源头上阻断遗传病的传递，有效降低遗传病患儿的出生风险。

2. 营养规划

合理的营养摄入是优生的物质基础。备孕期间，女性应提前调整饮食结构，确保营养均衡且充足。应维持膳食平衡，保障每日摄入足够的优质蛋白、碳水化合物、矿物质及维生素、微量元素等。优质蛋白质可从瘦肉、鱼类、蛋类、豆类及奶制品中获取。例如，一杯牛奶约含 7~8 g 蛋白质，一个鸡蛋含 6~7 g 蛋白质，这些食物有助于卵子的发育与成熟，为受孕提供良好的物质条件。适量的碳水化合物为身体提供能量，全谷物食品是理想选择，如燕麦、糙米等，它们富含膳食纤维，能促进肠道蠕动，维持肠道健康，避免孕期便秘等问题。脂肪的摄入应注重选择健康的不饱和脂肪酸，如橄榄油富含单不饱和脂肪酸，鱼油富含 ω-3 脂肪酸，对胎儿神经系统发育有益。

特别要强调的是，叶酸的补充不可或缺。应从孕前 3 个月开始，每日补充 0.4 mg 叶酸，或含叶酸 0.8 mg 的复合维生素，持续整个孕早期。叶酸能有效预防胎儿神经管畸形，如脊柱裂、无脑儿等严重先天性缺陷。绿叶蔬菜如菠菜、西兰花等是叶酸的良好来源，也可适量服用叶酸补充剂。铁、钙、锌等矿物质以及各类维生素也需足量摄取。铁元素可预防孕期缺铁性贫血，动物肝脏每 100 g 含铁量可在 20 mg 以上，红枣、菠菜等也是补铁佳品；钙是胎儿骨骼发育的关键，奶制品每 100 mL 含钙量为 100~120 mg，豆制品如豆腐每 100 g 含钙量约130 mg；锌对胎儿的生长发育和免疫功能有重要影响，海鲜如牡蛎含锌量较高，坚果如腰果、杏仁等也含有一定量的锌。男性的营养状况也不容忽视，良好的营养有助于提高精子质量，如锌、硒等微量元素对精子的活力和形态有积极作用，男性可多吃海鲜、瘦肉、坚果等食物补充。

孕前应将体重指数维持在正常水平。若孕前超重，孕期则易患高血压，甚至在妊娠期间可能发展为子痫而危及孕妇及胎儿健康。此外，孕期超重易导致婴儿体重过重，其未来更易出现肥胖或 2 型糖尿病。

3. 生活调适

计划受孕最好在夫妻双方都处于体质健壮、精神饱满的条件下进行。女性最佳生育年龄为 25~29 岁，男性为 26~35 岁。过早或女性 35 岁以上生育都可能影响胎儿及母体的健康。

首先，健康的生活方式能为准父母的身体创造适宜的受孕与孕育环境。夫妻双方应规律作息，保证充足的睡眠，每晚 7~8 h 的高质量睡眠有助于身体各器官系统的修复与功能调节，尤其是生殖系统。熬夜会干扰内分泌，影响卵子和精子的质量与正常排卵、受精过程。例如，长期熬夜可能导致女性月经周期紊乱，影响卵子的正常发育与排出；男性则可能出现精子数量减少、活力下降等情况。

其次，适度运动是关键环节。对于女性，如慢跑、瑜伽、游泳等运动，可增强体质、提高心肺功能，促进血液循环，利于卵子的健康发育。每周进行 3~5 次，每次 30 min 左右的运动较为适宜。运动还能帮助维持孕期体重合理增长，降低妊娠期糖尿病、高血压等并发症的风险。男性进行适量运动，如打篮球、健身等，能提升精子活力与数量。但需注意运动强度与时间，避免过度疲劳与运动损伤，运动后要注意补充水分和营养物质。

再次，戒烟限酒是优生的基本要求。吸烟与饮酒会严重损害生殖细胞的质量，增加胎儿畸形、流产、早产等风险。烟草中的尼古丁、焦油等有害物质可导致精子畸形率升高，女性吸烟还可能导致胎儿生长受限、低体重儿等问题。酒精可影响胎儿大脑和神经系统发育，孕期饮酒可能引发胎儿酒精综合征。

最后，备孕夫妇应减少接触或尽量不接触放射性核素、高温、噪声等不良物理环境，同时避免接触猫狗，以降低感染弓形虫的风险。此外，常见的如铅、汞、苯以及农药等化学有害因素在生活中也应尽量避免接触。乙肝疫苗、风疹疫苗的接种应在孕前 3 个月完成，建议备孕期女性接种流感疫苗、HPV 疫苗。在服用对妊娠有影响的药物期间不建议怀孕。

4. 心理疏导

备孕及孕期的心理状态对胎儿发育有着深远影响，准父母双方都应保持积极乐观的心态。

对于女性而言，备孕期间可能因对受孕的期待、对胎儿健康的担忧等而产生心理压力，长期的焦虑、抑郁情绪可能干扰内分泌系统，影响排卵与受孕概率，甚至增加孕期并发症的发生风险以及产后抑郁的可能性。可通过多种方式进行心理调适。例如，冥想放松训练，每天花 15~20 min 进行冥想，排除杂念，舒缓身心紧张；培养兴趣爱好，如绘画、书法、摄影等，转移注意力，丰富生活；与家人、朋友多交流分享感受，获取情感支持；与闺密聊聊备孕的趣事与烦恼，或向长辈请教经验，让内心得到慰藉。

男性同样面临心理压力，如对家庭经济责任的担忧、对伴侣生育过程的关心等。因此，男性也应积极参与备孕过程，与伴侣共同面对，通过运动、休闲娱乐活动释放压力，保持良好的心理状态。例如，周末与朋友一起去户外登山，呼吸新鲜空气，锻炼身体的同时放松心情；或者与伴侣一起看一场电影，享受温馨时光。通过这些方式，为家庭新成员的到来营造和谐的心理氛围，让胎儿在充满爱的环境中孕育成长。

优生是一项系统而细致的工程，涵盖遗传、营养、生活方式、心理等多个维度。准父母们需全面规划、精心准备，以爱与科学为指引，迎接新生命的降临，开启幸福美满的家庭新篇章。

▶ 第三节　情景案例

【孕妇信息】

赵女士，28 岁，办公室职员，长期对着电脑久坐不动，爱吃甜食，月经不太规律，周期时长时短，经量也不稳定。赵女士的丈夫，30 岁，自由职业者，平时工作压力较大，作息不太规律，偶尔抽烟喝酒，但得知备孕后已开始有意识地减少。夫妻二人结婚两年，近期决定备孕，对即将面临的备孕过程既兴奋又忐忑，迫切需要专业指导。

【情景】

某医院孕前保健门诊，赵女士夫妇及其他几对备孕期夫妇围坐在一起，护士准备进行一场关于备孕期健康知识的讲座。经过一番沟通，护士了解到这几对夫妇均为首次备孕，缺乏基本的备孕知识，决定采用回授法健康教育模式对他们进行优生指导。

【健康教育过程及解析】

第一步：传授信息

护士：(使用 PPT 配合)大家好，今天我们一起聊聊备孕期的那些事儿。咱们来看看备孕期间一个非常重要的营养补充——叶酸。叶酸对于预防宝宝神经管畸形起着关键作用，所以备孕前三个月就得开始吃，每天 0.4 毫克。此外，备孕期间要多吃新鲜蔬菜水果，如苹果、西兰花，它们富含各种维生素、矿物质。而油炸食品、高糖饮料，能少吃就少吃。在生活作息方面，要早睡早起别熬夜，以免引起身体内分泌紊乱，增加受孕难度。当然，适当运动也不可或缺，像散步、瑜伽这类舒缓运动，每周坚持几次，能帮咱们增强体质，更好备孕……大家先初步了解这些，一会儿咱们还有互动环节。

解析：

护士通过列举备孕的知识要点，向咨询者传授备孕的关键知识。提前告知有互动环节，这是回授法的关键铺垫，让咨询者们带着即将互动的期待去初步学习知识，为后续反馈环节做准备，确保信息传授的有效性，提升咨询者对备孕知识的吸收效率。

第二步：回授反馈

护士：现在，我给大家发了一份小问卷，上面有几个问题，大家结合我刚刚讲的知识，独立思考作答，看看自己记住了多少。

护士：（15 分钟收问卷）接下来咱们进入交流环节，我想先请几位朋友分享一下，都记住了哪些备孕重点知识。从这边这对夫妇开始吧。

A 夫妇：我记住了备孕要吃叶酸，好像是孕前三个月就得开始吃，能预防宝宝神经管畸形，对吧？

护士：非常棒，看来您听得很认真！那您知道每天要吃多少剂量的叶酸吗？

A 夫妇的妻子：好像是 0.4 毫克？

护士：完全正确！那除了叶酸，饮食方面还有什么要注意的，旁边这位男士，您来说说？

B 夫妇：得多吃新鲜蔬菜水果，保证营养均衡，还有要少吃那些油炸、高糖的垃圾食品，戒烟戒酒也很重要，尤其是我们男性，得提前几个月把酒戒了，不然可能影响精子质量。

护士：说得太好了！为您点赞。那关于生活作息呢，哪位女士来说说？

C 夫妇：要早睡早起，不能熬夜，因为熬夜对备孕不利。还要适当运动，像散步、瑜伽这些比较舒缓的运动就挺好，尤其是长期对着电脑工作的上班族，更要每隔 1 小时就起身活动 5~10 分钟。

护士：看来大家都掌握得不错。不过啊，运动强度还得循序渐进，不能一开始就过量，不然容易受伤。还有，备孕期间生病了可不能随便吃药，得先咨询医务人员，大家知道为什么吗？

A 夫妇的丈夫：我知道，有些药可能会对胎儿有影响，就算还没怀上，也得小心，万一吃了不合适的药，怀上之后发现有问题就麻烦了。

护士：您理解得很到位！这就是所谓的"有备无患"。那接下来，我再考考大家，备孕期间要去做一些孕前检查，大家都知道有哪些项目吗？

B 夫妇的妻子：好像有血常规、尿常规，还有妇科检查，看看有没有炎症之类的，男方好像也要检查精子质量。

护士：基本正确，除了您说的上述项目，还有甲状腺功能检查也很重要，甲状腺激素不正常也会影响受孕和胎儿发育。男方除了精液常规，还有传染病筛查等。刚刚大家口头反馈得很好，不过从问卷结果来看，部分朋友对甲状腺功能检查这一知识点有些混淆，咱们接着再详细讲讲。

解析：

咨询者结合自己的理解，用自己的语言复述宣教内容。护士根据咨询者复述的内容了解其对备孕知识的掌握程度，对于掌握程度较高的咨询者，予以正向反馈，及时表扬并进行下一个知识点的讲解；对于回答错误或不完全的咨询者，则进行再次讲解。

第三步：优化教学内容

护士：（使用 PPT 配合）大家看，甲状腺功能如果不正常，可能导致月经不调、排卵异常，对受孕影响很大。孕前查一查，有问题提前干预，能少走很多弯路。就像之前来门诊咨询的一位女士，备孕近两年一直没有消息。她月经紊乱、排卵也不规律，四处寻医问药无果。后来在孕前全面检查时，发现她有甲状腺功能减退。后来，她遵医嘱调理，按时服药、定期复查，调整作息饮食。三个月后，她的甲状腺指标恢复了正常，很快就顺利受孕了。

护士：这下大家是不是更清楚了？要是之后还有什么疑问，随时来找我。希望大家都能顺利迎来健康的宝宝！

解析：

针对分析出的问题，护士对宣教内容进行了调整和优化。例如，对于普遍存在的知识误区，进行重点讲解和纠正；通过案例分析的方式，加深备孕夫妻对知识的理解和记忆，必要时提供个性化的指导和建议。

第三章

孕期相关检查

🔊 学习目标

【知识目标】

1. 掌握孕期产前检查的内容、频率及自我监护的重要性；

2. 熟悉产前检查的意义、主要方法(如唐氏筛查、无创 DNA 检测等)及其临床应用；

3. 了解孕期常见生理变化及自我保健措施，能够指导孕产妇进行科学的自我保健。

【能力目标】

1. 熟练掌握胎动计数和胎心监测的方法，并能指导孕妇正确实施；

2. 理解孕期母体生理变化的特点及其对妊娠的影响；

3. 能够运用所学知识为孕妇制订个性化的孕期健康管理计划，并提供科学的指导建议。

【素质目标】

1. 树立优生优育的重要观念，关注母婴健康，倡导科学妊娠管理；

2. 在孕期检查中做到动作轻柔、态度温和，体现对孕妇的关怀与尊重；

3. 具备同理心，能够有效指导孕妇进行心理调适，帮助其缓解焦虑、增强信心。

▶ 第一节　产前检查

一、概述

产前检查是孕期保健的重要组成部分，旨在全面评估孕妇和胎儿的健康状况，及时发现并处理异常情况，预防妊娠期合并症和并发症的发生。规范的产前检查能够有效降低妊娠风险，确保母婴安全，具体作用包括：①明确孕妇和胎儿的健康状况；②早期发现妊娠期合并症或并发症，及时采取防治措施；③监测胎儿发育情况，及时发现胎儿异常；④确定适宜的分娩时机和分娩方式，保障母儿安全。根据孕周，产前检查可分为以下三个阶段。①妊娠早期(未达 14 周)：重点确认妊娠、评估孕妇健康状况、筛查高危因素。②妊娠中期(第 14 周~

27^{+6}周）：监测胎儿发育、筛查胎儿畸形、评估孕妇生理变化。③妊娠晚期（28周及以上）：关注胎儿宫内状况、评估分娩条件、制订分娩计划。

妊娠28周至产后1周被称为围生期，这一阶段是母婴健康的关键时期。规范的产前检查与保健是降低孕产妇和围生儿并发症发生率、死亡率以及减少出生缺陷的重要措施，对保障母婴健康具有重要意义。

二、常规产前检查内容

1. 孕期常规检查

根据孕周合理安排产前检查的时间、次数及检查项目，通过产前检查进行高危风险评估，及早发现、预防妊娠合并症或并发症，保障母儿安全。

1）产前检查安排

我国《孕前和孕期保健指南（2018年）》推荐的产前检查孕周及次数分别为：妊娠6~13周末、14~19周末、20~24周末、25~28周末、29~32周末、33~36周末各1次，37~41周每周检查1次。如果有高危因素者，应根据个体情况增加产前检查次数。

2）一般检查内容

（1）健康史。

①年龄：小于18岁、大于或等于35岁妊娠为高危因素。

②职业：从事存在胎儿致畸风险职业者，如接触放射线或铅、汞及有机磷农药等有毒物质的孕妇，其母儿不良结局的风险增大。

③本次妊娠状况：了解妊娠早期有无早孕反应、用药史及病毒感染；饮食、睡眠和运动情况；胎动的情况；有无阴道流血、头痛、眼花、心悸、气短、下肢水肿等症状。

④预产期推算（expected date of confinement，EDC）：常通过询问末次月经日期来推算。方法为：月份减3或加9，日数加7。若不清楚末次月经日期或哺乳期妊娠者，则可根据产科超声检查来推算受孕日期。

⑤月经史：询问初潮年龄、月经周期及持续时间。

⑥孕产史：了解既往妊娠及分娩情况。

⑦既往史及手术史：了解有无高血压、糖尿病、心脏病、甲状腺疾病、传染病等，以及过敏史和既往手术情况。

⑧家族史：询问家族有无高血压、糖尿病、结核及其他与遗传相关的疾病。

⑨配偶健康状况：着重询问健康状况，有无烟酒嗜好或遗传性疾病等。

⑩其他：孕妇的受教育程度、宗教信仰、婚姻状况、经济状况、地址、电话等。

（2）体格检查：观察身体发育、营养及精神状态；测量身高、体重和血压，计算体重指数（body mass index，BMI），BMI＝体重（kg）/［身高（m）］^{2}；身材矮小（145 cm以下）者常伴有骨盆狭窄；注意有无心肺病变；检查脊柱及下肢有无畸形；检查乳房的情况。

2. 电子胎心监护

电子胎心监护（electronic fetal monitoring，EFM）又称为胎心分娩力描记法（cardiotocography，CTG），是通过连续监测胎心率宫缩变化，对胎儿宫内状态进行评估和监测的一种方法。

（1）胎心率基线：指任何10 min内胎心率的平均水平（除外胎心加速、减速和显著变异的部分），需观察 2 min 以上的图形，该图形可以是不连续的。①正常胎心率基线：110～160 次/min；②胎儿心动过速：胎心基线 >160 次/min；③胎儿心动过缓：胎心基线 <110 次/min。

（2）基线变异：指每分钟胎心率自波峰到波谷的振幅改变。按照振幅波动程度分为：①变异消失，即振幅波动完全消失；②微小变异，即振幅波动≤5 次/min；③中等变异（正常变异），即振幅波动为 6～25 次/min；④显著变异，即振幅波动 >25 次/min。

（3）加速：指基线胎心率突然显著增加，开始到波峰时间 <30 s。从胎心率开始加速至恢复到基线胎心率水平的时间为加速时间。妊娠≥32 周胎心加速标准为胎心加速≥15 次/min，持续时间 >15 s，但不超过 2 min。妊娠 <32 周胎心加速标准为胎心加速≥10 次/min，持续时间 >10 s，但不超过 2 min。延长加速是指胎心加速持续 2～10 min。若胎心加速≥10 min 则考虑胎心率基线变化。

（4）早期减速：指伴随宫缩出现的减速，通常是对称性地、缓慢地下降到最低点再恢复到基线。减速的开始到胎心率最低点的时间≥30 s，减速的最低点常与宫缩的峰值同时出现。一般来说，减速的开始、最低值及恢复与宫缩的起始、峰值及结束同步。

（5）晚期减速：指伴随宫缩出现的减速，通常是对称性地、缓慢地下降到最低点再恢复到基线。减速的开始到胎心率最低点的时间≥30 s，减速的最低点通常晚于宫缩峰值。一般来说，减速的开始、最低值及恢复分别延后于宫缩的起始、峰值及结束。

（6）变异减速：指突发的显著的胎心率急速下降。减速的开始到最低的时间 <30 s，胎心率下降≥15 次/min，持续时间≥15 s，但 <2 min。当变异减速伴随宫缩时，减速的起始、深度和持续时间与宫缩之间无固定规律。典型的变异减速是先有一初始加速的肩峰，紧接着出现快速的减速，之后快速恢复到正常基线伴有一继发性加速（双肩峰）。

（7）延长减速：指明显低于基线的胎心率下降，减速程度≥15 次/min，持续时间≥2 min，但不超过 10 min。若胎心减速时间≥10 min 则考虑胎心率基线变化。

（8）反复性减速：指在 20 min 观察时间内，≥50%的宫缩均伴发减速。

（9）间歇性减速：指在 20 min 观察时间内，≤50%的宫缩伴发减速。

（10）正弦波形：胎心率基线呈现平滑的类似正弦波样摆动，频率固定，3～5 次/min，持续≥20 min。

（11）宫缩：观察 30 min，10 min 内有 5 次或 5 次以下宫缩为正常宫缩；观察 30 min，10 min 以内有 5 次以上宫缩为宫缩过频。

（12）反应型 NST：胎心基线稳定在 110～160 次/min，胎心变异为 6～25 次/min。若孕周≥32 周，40 min 内出现 2 次或 2 次以上加速超过 15 次/min，持续 15 s；若孕周 <32 周，40 min 内出现 2 次或 2 次以上加速超过 10 次/min，持续 10 s，则称为反应型 NST。

（13）无反应型 NST：若胎动时心率无加快，或者持续监护 40 min 无胎动，称为无反应型，需复查。

（14）缩宫素激惹试验（OCT）：其目的为观察和记录宫缩后胎心率的变化，了解宫缩时胎盘一过性缺氧的负荷变化，评估胎儿的宫内储备能力。如果产妇自发的宫缩≥3 次/10 min，每次持续≥40 s，无须诱导宫缩，否则可通过静脉滴注缩宫素诱导宫缩。

（15）OCT 的判读：①阴性，无晚期减速或重度变异减速；②阳性，≥50%的宫缩后出现晚期减速；③可疑，间断出现晚期减速或重度变异减速，或宫缩过频（>5 次/10 min），或宫缩伴胎心减速，时间>90 s，或出现无法解释的图形。

3. 产前筛查

产前筛查又称出生前筛查，主要针对一般低风险孕妇进行检查，以发现子代具有患遗传性疾病高风险的人群。目前产前筛查的疾病类型与筛查方法见表3-1。

（1）非整倍体染色体异常：以唐氏综合征为代表的非整倍体染色体异常是产前筛查的重点。筛查方法包括：①血清学检测（如 AFP、HCG、β-HCG 等）；②超声遗传学标志物筛查[如测量颈部透明层（NT）厚度、肱骨长度等]；③无创产前检测技术（主要用于筛查21、13 和18 号染色体）。

（2）神经管畸形：可以通过血清学检测（如 AFP 水平）和超声检查进行筛查。

（3）超声筛查：99%的神经管畸形可以通过妊娠中期的超声检查进行诊断。

（4）胎儿结构畸形：妊娠 20~24 周时，可以通过超声检查对胎儿进行系统的筛查。这种筛查方法可以发现一些胎儿结构畸形。

表 3-1　疾病类型与筛查方法

疾病类型	筛查方法
非整倍体染色体异常	血清学检测（如 AFP、HCG、β-HCG 等）；超声遗传学标志物筛查（如 NT、鼻骨、肠管、肱骨等测定）；无创产前检测技术（21、18、13 号染色体三体筛查）
神经管畸形	血清学检测（如 AFP 水平）；超声检查
超声筛查	妊娠中期超声检查
胎儿结构畸形	妊娠 20~24 周超声系统筛查

4. 产前诊断

（1）羊膜腔穿刺术（amniocentesis）：羊膜腔穿刺术是一种在妊娠中期（通常在 16 周后）进行的侵入性产前诊断程序，用于检测经产前筛查怀疑有异常胎儿的高危孕妇。医生会借助超声引导，从羊膜腔中抽取羊水样本，通过检查羊水细胞以确诊胎儿染色体病等遗传病，是一种安全、有效的产前遗传学诊断手段。

（2）经皮脐血穿刺取样（PUBS）：经皮脐血穿刺取样是一种在孕中晚期可以选择的相对成熟的产前诊断方法（通常在 18 周后进行），主要用于染色体病、单基因病、基因组病和血液相关疾病的产前诊断，以及某些宫内输血等宫内治疗。医生会借助超声观察胎儿、胎盘、宫颈内口，并测量胎心率及头臀长，制定安全的进针路径，并在超声的引导下，进针抽吸所需量的脐血，一般不超过 5 mL。羊膜腔穿刺术相对安全，但仍有一定的风险，包括流产、羊水渗漏、感染和胎儿损伤，需要在有经验的医生指导下进行。

5. B 族链球菌筛查

B 族链球菌（group B streptococcus，GBS）又称无乳链球菌（streptococcus agalactiae），是一种条件性致病菌，通常存在于健康成人的消化道和泌尿生殖道中。

B 族链球菌筛查是一种医学检测方法，用于检测孕妇体内是否存在 B 族链球菌。筛查的主要目的是在孕妇分娩前检测出 GBS 携带情况，因为 GBS 可以通过垂直传播途径自母亲传给新生儿，从而增加新生儿患严重疾病的风险。

1）对母儿的影响

（1）孕产妇感染：GBS 可导致孕妇出现无症状菌尿、膀胱炎、肾盂肾炎、菌血症、羊膜腔感染、肺炎、早产、产后子宫内膜炎及产后脓毒症等。

（2）新生儿感染：GBS 可导致子代出现败血症和中枢神经系统感染，严重时甚至导致死亡。存活者可因炎症损伤而出现神经系统后遗症。

2）孕期 B 族链球菌筛查

（1）筛查时间：对孕 35~37 周的孕妇进行 GBS 筛查。

（2）筛查方法：最常见的筛查方法是用拭子在孕妇的阴道、直肠或肛周取样，然后通过细菌培养来检测 GBS 的存在。标准的 GBS 筛查应在取样后将拭子置于非营养性转运介质中，24 h 内送检。实验室应使用选择性增菌肉汤培养基增菌培养 18~24 h，接种到血琼脂培养基，并通过乳胶凝集试验、显色培养、DNA 探针或核酸扩增试验（nucleic acid amplification test，NAAT）等技术鉴定 GBS。

（3）筛查结果：如果检测结果为阳性，即孕妇携带 GBS。既往有新生儿 GBS 病史者，或此次孕期患有 GBS 菌尿者，在发生胎膜早破或进入产程后，建议针对 GBS 预防性使用抗生素，以减少新生儿感染的风险。

（4）预防措施：具备以下任一条件者，建议使用 GBS 的广谱抗生素以减少 GBS 垂直传播的风险。①既往有新生儿 GBS 病史；②此次妊娠 GBS 筛查阳性；③此次妊娠患有 GBS 菌尿。此次妊娠 GBS 筛查结果未回但若有以下至少 1 项高危因素：早产不可避免、未足月胎膜早破、胎膜破裂≥18 h 或产时发热≥38 ℃，在分娩时给予孕妇抗生素治疗，可以显著降低新生儿 GBS 感染的发生率。

第二节　孕期自我监测

一、概述

孕期自我监测是指孕妇在医生的指导下，通过科学方法和利用医疗工具对自身健康状况进行观察和记录，以便及时发现并处理可能出现的孕期并发症或异常情况。这不仅能让孕妇更好地参与自身健康管理，还能及时发现问题，从而保障母婴生命安全。

二、孕期自我检测方式与评估内容

1. 体重监测

（1）孕期体重管理的重要性：孕妇体重增长过多会增加大于胎龄儿、难产、产伤、妊娠期糖尿病等不良妊娠结局的风险；孕妇体重增长不足则可能导致胎儿生长受限、早产等风险上升。因此，要重视孕妇孕期的体重管理，医务人员应为孕妇提供个体化的增重、饮食和运动指导。

（2）体重管理的合理范围：孕期较理想的总体体重增长为 10~12.5 kg，肥胖者建议体重增长控制在 7~9 kg，见表 3-2。

表 3-2　依据孕前体重 BMI 推荐总体体重增长范围

孕前体重分类	孕前 BMI/[kg·(m²)⁻¹]	总体体重增长范围/kg	孕中晚期每周的体重增长（平均增重范围）/kg
体重不足	<18.5	12.5~18	0.51(0.44~0.58)
标准体重	18.5~24.9	11.5~16	0.42(0.35~0.50)
超重	25.0~29.9	7~11.5	0.28(0.23~0.33)
肥胖	≥30.0	5~9	0.22(0.17~0.27)

注：多胎妊娠孕期总增重推荐值分别为妊娠前体重正常者 16.7~24.3 kg，妊娠前超重者 13.9~22.5 kg，妊娠前肥胖者 11.3~18.9 kg。

（3）运动指导：孕期体重管理与运动指导之间存在密切联系，二者共同构成孕期健康管理的重要组成部分。合理的孕期体重增长对于孕妇和胎儿的健康至关重要，而适当的运动则可以帮助孕妇控制体重增长，同时带来其他多种健康益处。孕期运动指导需要根据孕妇的具体情况，为其提供个性化的运动建议，帮助孕妇在孕期保持良好的身体状态。合理选择运动有利于控制孕期体重增长，缓解孕期常见的腰痛、背痛和水肿等症状，增强盆底肌肉和核心肌群，为分娩做准备。孕期应在医生的指导下，制订并遵循合理的运动计划。

2. 胎儿生长状况的监测

（1）胎龄：根据末次月经、早孕反应时间、第一次胎动的时间、超声检测下胎儿身体参数等可以推算胎龄。

（2）胎动：胎动计数是孕妇自我监护胎儿宫内健康的一种重要手段。初产妇多于妊娠 20 周左右开始自觉胎动，胎动在夜间和下午较活跃，在胎儿睡眠周期（持续 20~40 min）停止。28 周后，孕妇应每天固定时间记录胎动，通常 1 h 内应有 3~5 次。常用的胎动监测方法：每天在同一时间计数胎动，每次"计数 10 次胎动"并记录所用时间，若用时超过 2 h，建议就医检查；临近足月时，孕妇可能感觉胎动略有减少，若 2 h 胎动计数不足 10 次，可变换体位，如左侧卧位后，再做 2 h 计数，若仍少于 10 次，应及时就医检查。胎动计数<10 次/2 h 或减少 50% 者，应考虑子宫胎盘功能不足、胎儿有宫内缺氧的可能。医务人员应指导孕妇和家庭成员学会数胎动并做好记录。

胎动在不同的妊娠时期、昼夜不同的时间和胎儿不同的生理状况下均有变化。如果孕妇自觉胎动异常，在排除药物（镇静剂、硫酸镁等）影响后，表示胎儿有缺氧的可能，应考虑胎儿窘迫。

（3）胎心：胎心音在胎背上方的孕妇腹壁听得最清楚。枕先露时，胎心音在脐下右侧或左侧；臀先露时，胎心音在脐上方、右或左；肩先露时，胎心音在脐部下方听得最清楚。见图 3-1。

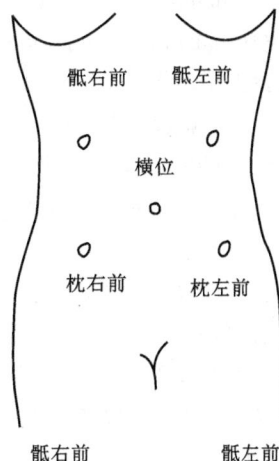

骶右前　　骶左前
横位
枕右前　　枕左前

骶右前　　　骶左前
图 3-1　不同胎位胎心音听诊部位

3. 血压监测

血压监测是孕期健康管理的重要组成部分。妊娠早期及中期，血压偏低；妊娠晚期，血压轻度升高。脉压略增大，主要是因外周血管扩张、血液稀释以及胎盘形成动静脉短路，导致舒张压轻度降低。若血压持续升高或出现头痛、视物模糊等症状，应及时就医。

孕期血压异常主要表现为血压增高（BP ≥ 140/90 mmHg）、血压过低（BP ≤ 90/60 mmHg）及血压不对称（血压差>10 mmHg）三种异常情况。

（1）血压增高：最常见于妊娠期高血压疾病，包括妊娠期高血压、子痫前期、慢性高血压并发子痫前期及妊娠合并慢性高血压。基本处理原则为镇静、解痉、利尿。

（2）血压过低：常见于产后出血、直立性低血压、心脏疾病等。产后出血导致的血压下降处理原则为迅速止血、补充血容量、纠正失血性休克并防止感染；直立性低血压采取左侧卧位，症状可自然消失。

（3）血压不对称：主要由大血管病变和呼吸系统疾病引起。大血管病变包括主动脉夹层、多发性大动脉炎、先天性动脉畸形等。呼吸系统疾病主要有呼吸道阻塞、肺淤血、肺栓塞、肺水肿等。

孕妇的血压易受体位影响，孕妇坐位时血压略高于仰卧位。若长时间仰卧位，子宫压迫下腔静脉，引起回心血量减少，心排血量降低，表现为血压下降，称仰卧位低血压综合征（supine hypotensive syndrome），侧卧位可以缓解。因此，建议妊娠中、晚期孕妇侧卧位休息。

4. 血糖监测

孕期血糖监测对孕妇和胎儿的健康至关重要。妊娠期胰岛素分泌增加，胎盘产生的胰岛素酶和激素等拮抗胰岛素，导致其分泌相对不足。孕妇空腹血糖略低于非孕妇女，而餐后高血糖和高胰岛素血症有利于对胎儿葡萄糖的供给。妊娠可使隐性糖尿病显性化，使既往无糖尿病的孕妇发生妊娠糖尿病，使原有糖尿病患者的病情加重。因此，妊娠早期筛查血糖检查十分重要。有妊娠糖尿病风险者需每日监测，血糖的正常范围：空腹血糖<5.1 mmol/L，餐后2 h<6.7 mmol/L。一般孕妇在妊娠24~28周产检时，需要进行糖耐量筛查，即口服葡萄糖耐量试验（oral glucose tolerance test，OGTT）。试验结果确诊标准为：空腹血糖≥5.1 mmol/L，服糖后1 h血糖≥10.0 mmol/L，服糖后2 h血糖≥8.5 mmol/L。

OGTT具体方法为：试验前连续3天正常体力活动。前1天晚餐后禁食至少8 h至次日晨。检查期间静坐、禁烟。检查时，5 min内口服含75 g葡萄糖的液体300 mL，分别抽取服糖前、服糖后1 h及2 h的静脉血（从开始饮用葡萄糖水计算时间），测定血浆葡萄糖水平。

5. 情绪监测

孕期情绪波动较为常见，但持续的情绪问题可能影响母婴健康。孕妇可以通过以下方法进行情绪监测：首先，每天使用情绪日记或手机应用记录情绪类型（如快乐、焦虑、悲伤）、触发事件及持续时间；其次，每周使用标准化的情绪评估量表（如爱丁堡产后抑郁量表）评估情绪状态，识别潜在问题。此外，每天或每周进行自我反思，分析情绪波动的原因及其对日常生活的影响。定期与家人、朋友或伴侣分享情绪感受，获得情感支持，并在需要时寻求心理医生或心理咨询师的专业帮助。同时，注意观察身体对情绪的反应，如失眠、食欲变化或疲劳，这些信号可能反映情绪状态。每天练习情绪管理技巧，如深呼吸、冥想或瑜伽，有助于缓解压力，提升情绪稳定性。需要注意的是，情绪变化应及时记录，避免遗漏重要信息；若情绪问题持续或加重，应及时寻求专业帮助，并与家人、朋友和医生保持沟通，以获得支持和建议。

6. 宫缩监测

宫缩监测是孕期自我监测的重要部分，尤其是在孕晚期，有助于区分正常宫缩和早产或临产宫缩。孕妇首先需要了解宫缩的类型：假性宫缩(braxton hicks)通常不规则、无痛或轻微不适，持续时间短，休息后可缓解，多从孕中期开始，孕晚期更频繁；而真性宫缩(临产宫缩)则规律、强度逐渐增加，伴有疼痛，休息后不缓解，多出现在接近预产期或临产时。监测方法包括：从孕晚期(28 周后)或医生建议时开始，使用计时器或手机应用记录宫缩的开始时间、持续时间、间隔时间以及强度(如疼痛程度及是否伴有腰痛、下腹坠胀等症状)。正常宫缩包括假性宫缩(不规则、持续时间短、休息后缓解)和临产初期宫缩(20~30 min/次，每次持续 30~45 s)；异常宫缩则表现为规律宫缩(10 min/次或更频繁)、持续时间长(超过 60 s)、强度增加(疼痛加重，休息不缓解)或伴有阴道出血、破水、腰痛加剧等症状。注意事项包括：假性宫缩可通过改变姿势、喝水或休息来缓解；及时记录宫缩频率、持续时间和强度，以便于医生评估；若宫缩规律且伴有疼痛或其他不适，可能是临产或早产信号，需及时就医；若宫缩频繁(5 min/次)、强度大或伴有破水、出血等，应立即就医。通过系统的宫缩监测，孕妇可以更好地了解自身状况，及时发现异常，确保母婴安全。如有疑问或不确定，建议随时咨询医生。

第三节　情景案例

【孕妇信息】

刘女士，36 岁，已婚，怀孕 20 周，身高 160 cm，体重 60 kg(孕前体重 58 kg)，既往体健。怀孕以来一直规律产检，结果未见异常。在一次常规的产前检查中，医生发现胎儿的发育指标异常，建议刘女士进行羊水穿刺以进一步明确诊断。

【情景】

医生建议刘女士住院进行羊膜腔穿刺术。刘女士听到这个消息后感到非常担心和焦虑。她害怕羊水穿刺可能会对胎儿造成伤害，同时也担心检查结果可能会带来不好的消息。护士在了解刘女士的情况后，决定采用基于知信行(knowledge-attitude-practice，KAP)的健康教育模式对其进行健康教育指导。

【健康教育过程及解析】

护士：(面带微笑，眼神温和，语气轻柔)刘女士，您好！我是护士小张。我了解到您对羊膜腔穿刺术有些担心，我想向您详细解释一下这个过程和目的，可以吗？

刘女士：(眉头紧皱，眼神忧虑)我确实很担心。我在网上搜索了很多关于羊膜腔穿刺术的介绍，我特别害怕这个检查会对我的宝宝造成伤害。

第一步：提供知识

护士：(轻轻拍拍刘女士的手，安慰道)刘女士，我非常理解您的担忧，不过您先别害怕。其实，羊膜腔穿刺术是一项非常谨慎的检查，是产前遗传学诊断领域公认的金标准。这项操作技术目前已非常成熟，并具有高度的安全性。临床操作过程中，产科医生会在 B 超引导下明确穿刺的精确位置，并观察胎儿在宫内的活动状况，从而有效避免对胎儿造成任何意外伤害。

刘女士：（眼神中仍有疑虑）我听说羊膜腔穿刺术风险很大，是真的吗？

护士：（摇了摇头，耐心解释）任何医疗程序都有一定的风险，但羊膜腔穿刺术的风险相对较低。我们医院的医生团队经验都特别丰富，在穿刺前后会进行超声波检查，以确保针头不会误伤胎儿。而且整个穿刺过程通常仅需3~5分钟，在此过程中，您仅会感受到腹部轻微的胀痛感。

刘女士：（微微点头，若有所思）这样啊，羊膜腔穿刺术会导致羊水变少吗？

护士：（语气笃定，眼神真诚）羊膜腔穿刺术对子宫的损伤极小，加之腹部有厚实的软组织保护，拔针后针眼能够自动闭合，有效防止羊水持续流出。而且羊水是不断循环再生的，我们抽取少量羊水(20~30毫升)进行检测，对您和胎儿不会构成安全威胁。

解析：

护士向刘女士介绍了关于羊膜腔穿刺术的过程及影响，增加了刘女士对羊膜腔穿刺术的认知。通过解释羊膜腔穿刺术的必要性，护士帮助刘女士理解羊膜腔穿刺术不会对胎儿及自身造成不良影响，有助于刘女士配合完善检查。

第二步：建立信念

刘女士：（眉头依旧轻皱，表情略带紧张）但是我还是有点担心，会不会出现什么意外情况呢？

护士：（紧紧握住刘女士的手，眼神坚定）刘女士，很多和您情况类似的孕妇，一开始也担心，这是很正常的反应。但您要相信，我们医院有专业的医生团队，经验都非常丰富，而且呀，我也会一直陪伴在您身边，您在手术过程中有任何不舒服或者疑问，随时都可以告知我们，我们会第一时间帮助您的。

刘女士：（长舒一口气，表情稍微放松）好的，听完您的解答，我心里踏实多了。

解析：

增强信心：护士理解并认同刘女士的担忧，适时给予鼓励和心理支持，强化她对医护团队的信任，从而帮助刘女士建立起面对检查的信心。

第三步：产生行为

刘女士：嗯嗯，我现在了解情况了，那我接下来应该怎么做呢？

护士：（微笑着，条理清晰地说）根据您的情况，您现在需要配合医生完成术前的相关检查项目，等待手术通知就可以了。

刘女士：（脸上仍有一丝紧张）我尽量放松心情，但还是感到特别的紧张。

护士：（递给刘女士一台平板电脑）您别着急，放轻松，我会指导您整个过程中需要配合的步骤。您可以观看羊膜腔穿刺术的科普视频，有助于您了解详细步骤，做好配合。

刘女士：（感激）谢谢您，护士。我真的很感激您的耐心和安慰。

护士：不客气！作为医务人员，这是我们的职责。

解析：

护士根据刘女士的询问，清晰地告知她术前需进行的准备事项。针对其紧张情绪，提供了具体的缓解方法，如观看科普视频，引导她积极配合检查，完成从认知到行动的转化。

第四章

孕期不适应对

学习目标

【知识目标】

1. 能够阐述孕期不适常见问题的定义、病因、发病机制；

2. 准确描述孕期不适的临床表现；

3. 熟知孕期不适症状对孕妇及胎儿的危害。

【能力目标】

1. 能针对有孕期不适症状的孕妇制订个性化的护理计划和干预措施；

2. 能运用健康教育理论，向患者及其家属讲解孕期不适的相关知识。

【素质目标】

1. 培养对患者的关爱和同理心，给予情感支持，增强其治疗信心和依从性；

2. 提升沟通交流的能力，树立严谨的专业态度和责任心。

第一节　妊娠剧吐

一、概述

妊娠剧吐（hyperemesis gravidarum，HG）指患者在妊娠早期频繁出现恶心呕吐，导致脱水、电解质紊乱、酮症甚至酸中毒。严重时，患者可能出现嗜睡、意识模糊、谵妄，甚至昏迷和死亡。在有恶心呕吐症状的患者中，仅 0.3%～1.0% 会发展为妊娠剧吐。恶心呕吐是常见的早孕反应，50% 的患者孕早期会出现孕吐，25% 仅有恶心反应，而 25% 无早孕反应。孕吐最早于孕 4 周出现，孕 9 周最明显，60% 的孕吐在孕 12 周后自然缓解，10% 会持续整个孕期。孕吐属于正常的妊娠反应，多数无须药物和住院治疗，但一旦发展为妊娠剧吐，就必须引起重视并积极治疗，否则可能危及患者生命。

二、病因及发病机制

妊娠剧吐的病因是多方面的。首先，患者体内激素变化与之密切相关，其中人绒毛膜促性腺激素（human chorionic gonadotropin, HCG）被认为与妊娠剧吐病理发生最相关。早孕反应的发生和消失与患者血 HCG 的升降时间相符，孕 9~12 周血 HCG 水平达高峰时呕吐最严重，多胎妊娠、葡萄胎患者 HCG 水平显著增高，其呕吐发生率和严重程度也更高。但 HCG 在发病机制中的作用尚未完全阐明，症状轻重与 HCG 水平并非都呈正相关。此外，口服避孕药可引起类早孕反应，且雌、孕激素能松弛平滑肌，减慢胃排空时间。虽妊娠晚期才是雌、孕激素高峰分泌的时期，但这一观点不太支持其是病因。不过，仍有观点认为其水平升高是导致妊娠剧吐的原因之一。同时，胎盘血清素、甲状腺素、ACTH、泌乳素和皮质醇等激素水平也可能与妊娠剧吐有关。其次，精神和社会因素不可忽视，恐惧妊娠、精神紧张、情绪不稳、经济条件差的患者更易患妊娠剧吐。再者，幽门螺杆菌也在其中发挥作用，90% 的妊娠剧吐患者胃中幽门螺杆菌血清学试验呈阳性，远高于无症状患者。幽门螺杆菌可加剧由激素介导的胃神经和电生理功能变化，进而加重症状和延长持续时间。另外，维生素 B_6 和锌元素等营养素缺乏也可导致妊娠剧吐。最后，遗传易感性在妊娠剧吐中也有所体现，单卵双胎发生率高于双卵双胎，且存在家族发病倾向，这些均提示基因在发病机制中起作用。

三、疾病诊疗

1. 临床表现

（1）妊娠剧吐的临床表现多样。多数患者妊娠剧吐在孕 9 周前就已出现，早孕反应中的恶心、呕吐频繁发作且日益加剧，直至患者无法进食。呕吐物中常伴有胆汁及咖啡渣样物质。由于严重呕吐和无法进食，患者可能出现脱水及电解质紊乱，致使氯、钠、钾离子大量流失，表现为显著消瘦、神疲乏力，皮肤黏膜干燥、口唇干裂、眼球内陷，脉搏加快，尿量减少，尿比重上升并检测出酮体，甚至难以自行站立和行走。

（2）在酸碱平衡方面，患者可能出现饥饿性酸中毒，同时因呕吐物中胃酸丢失，还可能发生碱中毒和低钾血症。倘若呕吐极为严重，连续多日无法进食，肝、肾、脑等脏器功能就会受到损伤。极其严重的情况下，患者会陷入嗜睡、意识模糊、谵妄状态，甚至昏迷，最终危及生命。另外，存在妊娠剧吐的患者孕前 BMI 常低于 18.5 kg/m^2，孕早期体重明显减轻，下降幅度超过妊娠前的 5%，整个人极度消瘦、疲乏，并伴有口唇干裂、皮肤干燥、眼球凹陷、少尿等脱水表现。

2. 辅助检查

（1）尿液检查：尿酮体检测阳性，常为 ++~++++；尿量减少、尿比重增加，肾功能受损者可出现蛋白尿及管型尿。

（2）血常规：因血液浓缩，血红蛋白水平升高，可超过 150 g/L，血细胞比容超过 45%。

（3）生化指标：血清钾、钠、氯水平降低，呈代谢性低氯性碱中毒，67% 的妊娠剧吐患者肝酶水平升高，但通常不超过正常上限值的 4 倍或 300 U/L；血清胆红素水平升高，但不超过 4 mg/dL（1 mg/dL = 17.1 μmol/L）；血清淀粉酶和脂肪酶水平可升高至正常值的 5 倍；若肾功能不全，则出现尿素氮、肌酐水平升高。

（4）动脉血气分析：可了解血液 pH、碱储备及酸碱平衡情况。二氧化碳结合力可能下降。上述异常指标通常在纠正脱水、恢复进食后迅速恢复正常。

（5）眼底检查：严重者可出现视神经炎及视网膜出血。

（6）心电图检查：了解有无低钾血症和心肌缺血。

（7）MRI 检查：一旦出现神经系统症状，可行 MRI 头颅检查以排除其他的神经系统病变。

3. 处理措施

目前对于妊娠恶心呕吐的治疗提倡从预防开始，建议早期治疗，以防止病情进展为妊娠剧吐。重度剧吐患者建议入院补液治疗。治疗原则为补充营养，纠正水、电解质紊乱及酸碱失衡，合理使用止吐药物，防治并发症。

（1）饮食管理：应尽量避免接触容易诱发呕吐的有气味或刺激性的食品或添加剂。避免早晨空腹，鼓励少量多餐，餐间饮水，进食清淡易消化、干燥及高蛋白的食物。避免进食咖啡、辣椒、高脂肪、酸性、过咸、过甜的食物，餐后半小时饮用少量汽水、果汁或运动饮料等。对于不能进食者，可采用鼻胃管肠内营养或肠外静脉营养治疗。

（2）纠正脱水及电解质紊乱：①每天静脉补液总量在 3000 mL 左右，可滴注 5% 或 10% 的葡萄糖液、葡萄糖盐水、生理盐水及平衡液等。补液中加入维生素 B_6 100 mg、维生素 B_1 100 mg、维生素 C 2~3 g，连续输液至少 3 天，可视呕吐缓解程度和进食情况调整，并维持每天尿量 ≥1000 mL。②低钾者，静脉补充钾离子。建议每天补钾 3~4 g，严重低钾血症时可补钾 6~8 g/d。严格执行"见尿补钾"要求，同时监测血清钾水平和心电图。肾功能不全者谨慎补钾。③可适当补充碳酸氢钠或乳酸钠溶液纠正代谢性酸中毒，常用量为 125~250 mL/次。④对营养不良者，可静脉补充必需氨基酸及脂肪乳等营养液。

（3）止吐药物治疗：止吐药物的分类有维生素（吡哆醇，即维生素 B_6）、组胺 H1 受体拮抗剂（多西拉敏、苯海拉明、氯苯甲嗪、茶苯海明）、多巴胺受体拮抗剂（丙氯拉嗪、氯丙嗪、甲氧氯普胺、异丙嗪、氟哌利多）、5-羟色胺受体拮抗剂（昂丹司琼、格拉司琼）、组胺 H2 受体拮抗剂（雷尼替丁、西咪替丁）以及糖皮质激素（甲泼尼龙、泼尼松龙、氢化可的松）。

药物选择的原则是根据药物的有效性和安全性循序用药。因用药多从孕早期开始，故应当注意药物对胎儿的影响。

（4）辅助治疗：①心理治疗，医务人员和家属应重视对患者进行心理疏导，告知妊娠剧吐经积极治疗 2~3 天后，病情多迅速好转，仅少数患者出院后症状复发，需再次入院治疗。②针灸和指压，按摩内关穴位可有助于缓解症状。③食用生姜有助于止吐。④催眠术。

四、健康评估

1. 健康史

详细询问患者病史，与引起呕吐的其他疾病相鉴别，如胃肠道感染、胆囊炎、胆道蛔虫、胰腺炎、尿路感染、病毒性肝炎等。

2. 身体状况

（1）评估呕吐情况：评估患者呕吐频率、时间，呕吐物性状，呕吐后是否能进食。妊娠剧吐的典型表现为妊娠 6 周左右出现恶心、呕吐，随着妊娠进展逐渐加重，至妊娠 8 周左右发展为持续性呕吐，不能进食。大多数呕吐发生在妊娠 10 周以前。

（2）评估体重：评估患者体重下降幅度，有无明显消瘦。

（3）伴随症状：观察患者有无极度疲乏、口唇干裂、皮肤干燥、眼球凹陷及尿量减少等脱水及电解质紊乱的表现，以及有无意识状态改变。

3. 辅助检查

①尿液：测定尿酮体、尿量、尿比重，进行尿细菌培养等。②血液检查：检测血常规、肝肾功能、电解质等。③超声检查：用于判断是否存在多胎妊娠及滋养细胞疾病。

4. 心理-社会状况

评估患者的心理状况和社会支持现状。发生妊娠剧吐时，患者因担心自身和胎儿情况，常出现紧张、焦虑等情绪，应做好心理指导。

五、护理要点

1. 入院接待与基础护理

(1)患者入院时，医护人员应热情相迎，详细介绍入院环境、相关人员、医院制度及注意事项，同时告知患者享有的权利。随即全面了解门诊资料，进行入院评估，仔细测量体温、脉搏、呼吸、血压和体重，及时报告值班医生进行检查并做好记录。对于体温 37.5 ℃ 以上的患者，每日测量体温 3 次；39 ℃ 以上者，每 4 h 测量 1 次。同时，应每日记录大小便情况，每日测血压 1 次，每周测体重 1 次。

(2)患者需采取左侧卧位，每天早、中、晚各进行 1 次胎动计数，每次 1 h。日常注重加强营养，补充钙、铁及多种氨基酸，强化围生期保健，宣传定期检查的重要性，鼓励患者及其家属参加"孕妇学校"，以便及早筛选出高危患者，实施系统管理与监护。医护人员应经常巡视患者，了解病情，开展健康教育，动态评估患者心理状态，鼓励其倾诉不愉快之事，运用语言或非语言方式做好心理护理。

2. 环境与饮食护理

(1)保持环境舒适，光线适宜，房间定时通风，维持空气新鲜，避免患者接触易诱发呕吐的气味、食品等。患者呕吐后，及时清理床单位，保证环境干净整洁。

(2)在饮食方面，对于呕吐过于频繁的患者，应暂时禁食，通过静脉补充营养。能够进食的患者，则鼓励其少量多餐，选择清淡的高蛋白、高热量、高维生素且营养丰富的流质或半流质饮食。患者呕吐后，及时进行口腔护理，清除口腔内食物残渣，减少异味和不适感。此外，可采用非药物治疗方法，如生姜治疗、按压内关穴等，以改善恶心和呕吐症状。

3. 病情监测与治疗护理

(1)密切监测患者生命体征、呕吐情况、意识状态、皮肤颜色及体重，及时送检各类实验室检查标本，掌握患者的阳性指标。

(2)为纠正脱水及电解质紊乱，每日补液量不少于 3000 mL，连续输液至少 3 日，保证每日尿量维持在 1000 mL 以上。同时，遵医嘱补充维生素 B_6、维生素 B_1、维生素 C、氯化钾等，用药期间需监测血清钾水平和心电图。补充氯化钾时，需控制输液速度，防止输液部位疼痛。

(3)在止吐治疗上，使用维生素 B_6、甲氧氯普胺、昂丹司琼等药物，并观察患者用药后的效果。医护人员还要指导患者及家属正确认识妊娠剧吐，减轻其焦虑情绪，树立良好心态，配合治疗。鼓励家属为患者提供心理支持，加强与患者的沟通，及时识别并疏导不良情绪，从心理和生活上给予患者更多关怀。

六、健康指导

1. 身心调适

(1)情绪管理：保持良好心情是孕期的重要功课。愉悦的情绪能为胎儿营造稳定的生长环境。因此建议孕妇多参与让自己开心的活动，如欣赏喜爱的电影、阅读有趣的书籍等。孕期情绪易波动，若感到焦虑或烦躁，可尝试深呼吸，或通过冥想放松身心。

(2)适度运动：身体状况允许时，散步是孕期极佳的运动方式。它能增强体质，促进消化，还对日后的分娩有益。可以在小区花园、公园等空气清新的地方漫步，每次 15~30 min，频率以每天 1~2 次为宜。若散步时感到疲惫，应立即停下休息。

2. 饮食营养

(1)基础饮食：新鲜水果和蔬菜应成为每日饮食的重要组成部分。水果富含维生素与天然糖分，能补充能量；蔬菜提供丰富的膳食纤维，有助于预防孕期便秘。例如，每天可摄入 1 个苹果、1 根香蕉，同时可搭配不同种类的绿叶蔬菜。

(2)营养强化：呕吐症状消失后，要着重增加高蛋白质食物的摄取。鸡、鸭、鱼、蛋、肉等都是优质蛋白质来源，能助力胎儿的细胞分裂与组织发育，同时能为产妇产后身体恢复储备能量。烹饪方式尽量选择清蒸、炖煮，避免油炸、油煎，以减少油脂摄入。

3. 居住环境

定期打扫房间，清理灰尘与杂物，保持居住空间整洁有序。每天定时开窗通风，至少 2~3 次，每次 30 min 左右，以使室内空气保持清新，降低细菌与病毒滋生的风险。

4. 产检安排

定期前往产科门诊进行产前检查，是监测胎儿宫内发育情况的关键手段。医生会通过超声、胎心监护等检查，了解胎儿的生长指标。因此，务必按照医生嘱咐的时间准时进行产检，切不可因自我感觉良好而忽视产检，这是保障胎儿健康成长的重要防线。

▶ 第二节　前置胎盘

一、概述

正常的胎盘附着于子宫体部的前壁、后壁或侧壁。妊娠 28 周后，若胎盘附着于子宫下段，其下缘达到或覆盖宫颈内口，位置低于胎儿先露部，称为前置胎盘(placenta previa)。其表现为妊娠晚期或临产时发生无诱因、无痛性反复阴道出血，是妊娠晚期阴道出血的最常见原因，也是导致围生儿及孕产妇死亡的主要原因。国内报道前置胎盘发病率为 0.24%~1.57%，国外的发病率为 0.30%~0.50%。

由于胎盘边缘与宫颈内口的关系常随孕周的不同时期而改变，临床上通常按处理前最后一次检查结果来确定其分类。妊娠中期诊断的低置胎盘，妊娠晚期可移行至正常位置。

既往有剖宫产史或子宫肌瘤剔除术史，此次妊娠为前置胎盘，胎盘附着于原手术瘢痕部位者，发生胎盘粘连植入和致命性大出血的风险较高，称为凶险性前置胎盘(pericious placenta previa)。

按胎盘下缘与宫颈内口的关系，前置胎盘可分为4类：

(1)完全性前置胎盘(complete placenta previa)：胎盘组织完全覆盖宫颈内口。

(2)部分性前置胎盘(partial placenta previa)：胎盘组织部分覆盖宫颈内口。

(3)边缘性前置胎盘(marginal placenta previa)：胎盘附着于子宫下段，下缘达到宫颈内口，但未超越。

(4)低置胎盘(low-lying placenta)：胎盘附着于子宫下段，边缘距宫颈内口<2 cm。

二、病因及发病机制

前置胎盘的病因与多种因素相关。胎盘方面，多胎或巨大儿形成的大胎盘、面积过大或膜状的薄胎盘、有副胎盘时，均可能延伸至子宫下段，且双胎妊娠前置胎盘发生率比单胎高1倍。同时子宫内膜病变或损伤也不容忽视。剖宫产等手术史、多次流产刮宫及盆腔炎等，会损伤内膜、形成瘢痕，引发炎症或萎缩性病变，当再次妊娠时，因血供不足，胎盘为获取营养伸展至下段，且前次剖宫产瘢痕会阻碍胎盘上移。受精卵滋养层发育迟缓，到达宫腔时因未达植入条件继续下移，便着床于子宫下段。宫腔形态因子宫畸形或肌瘤改变时，可致胎盘附着于下段。辅助生殖技术中，促排药物改变性激素水平，体外培养与人工植入易使内膜和胚胎发育不同步，植入时宫缩会让受精卵着床于下段。另外，吸烟、吸毒会减少胎盘血流，导致胎盘因缺氧而代偿性增大，也可能引发前置胎盘。

三、疾病诊疗

诊疗措施包括抑制宫缩、纠正贫血、预防感染和适时终止妊娠。

(1)期待疗法：在母儿安全的前提下，延长孕周，提高胎儿存活率。适用于妊娠<36周、胎儿存活、一般情况良好、阴道流血量少、无须紧急分娩的患者。建议在有母儿抢救能力的医疗机构进行治疗，一旦有阴道流血，强调住院治疗的必要性，且加强对母儿状况的监测及治疗。

(2)终止妊娠指征：①出血量大甚至休克，为挽救孕妇生命，无须考虑胎儿情况，应立即终止妊娠；②出现胎儿窘迫等产科指征时，胎儿已可存活，可行急诊手术；③临产后诊断的前置胎盘，阴道流血较多，估计短时间内不能自然分娩者，需行紧急剖宫产术终止妊娠；④无临床症状的前置胎盘根据类型决定分娩时机。合并胎盘植入者可于妊娠36周及以上择期终止妊娠；完全性前置胎盘可于妊娠37周及以上择期终止妊娠；边缘性前置胎盘可于38周及以上择期终止妊娠；部分性前置胎盘应根据胎盘遮盖宫颈内口情况适时终止妊娠。

四、健康评估

1.健康史

评估患者有无前置胎盘的高危因素，包括人流史、宫腔操作史、产褥感染史、剖宫产史、孕产次数、高龄、不良生活习惯(吸烟或吸毒)、子宫形态异常、辅助生殖技术受孕、双胎妊娠、妊娠28周前超声检查提示胎盘前置状态等，以及本次妊娠情况。妊娠28周后，是否出现无痛性、无诱因的反复阴道流血等现象。

2.身体状况

(1)症状与体征：评估阴道流血发生时间、出血量以及发生次数。完全性前置胎盘初次出血时间多在妊娠 28 周左右，边缘性前置胎盘出血多发生在妊娠晚期或临产后，部分性前置胎盘的初次出血时间、出血量及反复出血次数介于两者之间。评估患者一般情况，尤其大量出血时，需评估患者是否存在贫血貌、面色苍白、脉搏增快、血压下降等休克表现。

（2）专科检查：子宫软，无压痛，轮廓清楚，子宫大小符合妊娠周数。胎位清楚，胎先露高浮，常伴有胎位异常。

3. 辅助检查

（1）超声检查：确定胎盘的位置，B 超下可清楚显示子宫壁、胎盘、胎先露部及宫颈的位置，有助于确定前置胎盘的类型。

（2）磁共振检查：怀疑合并胎盘植入者，有条件的医院可选择磁共振检查，以了解胎盘植入子宫肌层的深度，是否侵及膀胱等，对凶险性前置胎盘的诊断更有帮助。

（3）产后检查胎盘及胎膜：若胎盘母体有陈旧性黑紫色血块附着，或胎盘破口距胎盘边缘的距离<7 cm 则为前置胎盘。

（4）胎儿监测：通过胎动、电子胎心监护及超声检查等密切评估胎儿情况。

（5）其他检查：血常规、凝血功能检查等。

4. 心理-社会状况

患者及其家属可因突发阴道流血而感到恐惧、手足无措，担心母儿安危，从而出现焦虑等负面情绪。因此需评估其情绪反应、恐惧程度及处事能力。

五、护理要点

1. 休息与活动

注意休息，阴道流血期间减少活动量，若患者有活动性出血需绝对卧床休息，以左侧卧位为佳，禁止肛门检查和不必要的阴道检查。

2. 饮食护理

指导患者摄入高蛋白、高热量、高维生素及富含铁的食物，以纠正贫血，增加母体储备，保证母儿基本需要。多摄入粗纤维食物，保证大便通畅。注意饮食卫生，不吃过冷食物，以免腹泻，诱发宫缩。

3. 病情观察

（1）严密观察并记录患者生命体征、阴道流血、胎心及胎动等，注意识别病情危重的指征如休克表现、胎心/胎动异常等，发现异常及时处理。

（2）低置胎盘自然分娩过程中的处理：低置胎盘患者在进行阴道试产时，需做好行紧急剖宫产术和输血的准备。建议选择具备相应条件的医疗机构，备足血源，并在严密监测下行阴道试产。需与患者及家属充分沟通分娩方式及风险。产程中的重要步骤是协助胎先露下降，宫口开大 3 cm 以上时行人工破膜，以使胎头下降压迫胎盘前置部分止血。产程中需密切注意胎心变化，必要时采用连续胎心电子监护。若人工破膜后，胎头下降不理想，仍有出血，或产程进展不顺利，应立即改行剖宫产术。

（3）产后检查胎盘胎膜：对产前出血患者，产后应仔细检查胎盘胎儿面边缘有无血管断裂，若有血管断裂，则提示可能存在副胎盘。若前置部位的胎盘母体面有陈旧性黑紫色血块附着或胎膜破口距胎盘边缘距离小于 7 cm，则提示前置胎盘。

4. 用药护理

（1）一般处理与纠正贫血：遵医嘱予以止血、输血、扩容以及促胎肺成熟等治疗，密切观察药物的疗效及不良反应。必要时可给予宫缩抑制剂，以防止因宫缩引起的进一步出血。

（2）积极防治产后出血：常规备血，做好急诊手术的准备。胎儿娩出后，立即在子宫肌壁注射缩宫素；若出血仍较多，可选用前列腺素类或麦角新碱药物。密切观察产妇出血情况，及时发现产后出血与休克，积极处理。

5. 预防感染

保持室内空气流通，指导产妇注意个人卫生，及时更换会阴垫。每日为产妇进行 2 次会阴擦洗，指导产妇大小便后保持会阴部清洁、干燥。严密观察产妇生命体征、恶露、子宫复旧阴道流血、白细胞计数及分类等。

6. 前置胎盘患者的转诊及转运

对前置胎盘患者强调分级诊疗。一旦确诊前置胎盘，应在有条件的医院行产前检查、治疗及分娩。前置胎盘和前壁低置胎盘的患者发生产后大出血和子宫切除的风险更高。分娩应在具备当场输血和危重急症抢救能力的产科机构进行。若阴道反复流血或大出血而当地无条件处理时，应在充分评估母儿安全、输液、输血的条件下迅速转院。如术中发现前置胎盘手术困难，在充分压迫止血的前提下，也可考虑转院治疗。

7. 心理护理

向患者解释病情、治疗情况及预期结果，让其全面了解病情，保持心情愉悦。对于胎儿结局不佳的患者及其家属，给予同情和理解。

六、健康指导

（一）预防指导

指导患者采取健康的生活方式，避免吸烟、酗酒等不良行为，避免多次刮宫、引产或宫内感染，防止多产。对于妊娠期出血，无论量多与少均应就医，做到及时诊断，正确处理。

（二）饮食与运动指导

指导患者注意休息，加强营养，积极纠正贫血，饮食应以清淡、高蛋白、高维生素、高铁食物为宜，培养良好的卫生习惯。适当活动以预防静脉血栓发生。

（三）加强孕期监测

妊娠期发现胎盘前置需超声随访胎盘的变化情况，应根据患者的孕周、胎盘边缘距子宫颈内口的距离及临床症状增加超声随访的次数。

（四）出院指导

母乳喂养的患者，要指导做好母乳喂养，教会患者哺乳姿势及新生儿正确的含接姿势，并做好新生儿常规护理指导。嘱产后 42 天内禁止性生活，42 天后到门诊复诊，做好产后避孕。

第三节 早产

一、概述

早产（preterm birth）是指妊娠满 28 周至不足 37 周间分娩者，娩出的新生儿称为早产儿。早产儿出生体重多在 1000~2499 g，其各器官发育尚不健全。国内早产占分娩总数的 5%~15%，出生 1 岁内死亡的婴儿约 2/3 为早产儿。因此，防止早产是降低围生儿死亡率的重要环节之一。临床上，早产可分为先兆早产和早产两个阶段。

二、病因及发病机制

早产常见原因涉及患者、胎儿和胎盘多方面。患者若合并感染性疾病（尤其是性传播疾病），或患有妊娠高血压综合征、慢性肾炎、病毒性肝炎、急性肾盂肾炎等妊娠合并症与并发症，其早产风险会增加；子宫畸形（如纵隔子宫、双角子宫）、子宫因羊水过多或多胎妊娠等过度膨胀，以及有宫颈内口松弛史，也易引发早产；此外，患者存在吸烟、酗酒等不良行为，或精神受刺激、承受巨大压力时，同样可能出现早产。在胎儿和胎盘方面，胎膜早破、绒毛膜羊膜炎最为常见，30%~40%的早产由其引起。同时，下生殖道及泌尿道感染、妊娠合并症与并发症、子宫过度膨胀，以及前置胎盘、胎盘早剥、羊水过多、多胎等胎盘因素，都可能导致早产发生。

三、疾病诊疗

治疗原则为：若胎儿存活，无胎儿窘迫、胎膜未破，通过休息和药物治疗控制宫缩，尽量维持妊娠至足月；若胎膜已破，早产已不可避免时，则应尽可能地预防新生儿合并症以提高早产儿的存活率。

四、健康评估

1. 健康史

详细评估可能导致早产的高危因素，如既往是否有早产、流产史及不良的健康行为习惯等。详细询问并记录患者此次妊娠的经过，是否有合并症或并发症，并准确核实孕周及接受治疗的情况。

2. 身体状况

症状与体征：早产的临床表现主要是子宫收缩，其过程与足月临产相似，常伴有少许阴道流血或血性分泌物，也可出现胎膜早破。需详细评估患者的腹痛、腹胀、阴道流血、流液、宫颈情况、胎儿成熟度及胎方位等，以便与早产临产及妊娠晚期出现的生理性子宫收缩（也称为假早产）相鉴别。

3. 辅助检查

通过经阴道超声测定宫颈长度，结合宫颈分泌物的生化指标，如胎儿纤维蛋白、磷酸化胰岛素样生长因子结合蛋白-1、胎盘 α1-微球蛋白，预测早产的发生及风险。

4. 心理-社会状况

由于早产已不可避免，患者常会不自觉地将一些相关的事情与早产联系起来，从而产生自责感。由于妊娠结果的不可预知，恐惧、焦虑、猜疑也是早产患者中常见的情绪。

五、护理要点

1. 积极预防

孕期应定期进行产前检查，尽早发现早产高危因素并予以处理。对于宫颈功能不全者，应于妊娠 12~14 周行宫颈内口环扎术。同时指导孕妇避免进行诱发早产和宫缩的活动，如抬举重物、无节制性生活等。此外，慎做肛门检查和阴道检查等。

2. 一般护理

平衡营养摄入，戒烟酒，保持大便通畅。注意休息，保持平静的心情。规律宫缩不伴腹痛、宫颈改变的患者应适当卧床休息。早产临产患者应绝对卧床休息，以左侧卧位为宜，以增加子宫血液循环，改善胎儿供氧。指导患者进行适当的床上运动，防止压力性损伤、深静脉血栓等情况的发生。保持会阴部清洁，预防感染。

3. 用药护理

护士应明确具体药物的作用和用法，识别药物的不良反应，以避免毒性作用的发生，对患者及家属做好相应的药物知识宣教。

（1）宫缩抑制剂的使用：该类药物可防止早产，为患者在完成促胎肺成熟治疗之前，以及转运到具备早产儿抢救条件的医院分娩赢得时间。

①钙拮抗剂：作用机制为抑制钙离子通过平滑肌细胞膜上的钙通道重吸收，从而抑制子宫平滑肌兴奋性收缩。常用药物为硝苯地平片，口服起始剂量为 20 mg，随后每次 10~20 mg，每日 3~4 次，根据宫缩情况调整。在服药过程中应注意观察患者的心率及血压。已用硫酸镁者慎用此药，以免血压急剧下降。

②前列腺素合成酶抑制剂：作用机制为抑制前列腺素合成酶，减少前列腺素合成或抑制前列腺素释放，从而抑制宫缩。常用药物为吲哚美辛和阿司匹林。必要时在妊娠 32 周前短期使用，同时需注意监测羊水量及胎儿动脉导管宽度。当发现胎儿动脉导管狭窄时立即停药。用药禁忌证包括患者血小板功能不良、出血性疾病、肝功能不良、胃溃疡，以及存在对阿司匹林过敏的哮喘病史。

③β 受体兴奋剂：作用机制为与子宫平滑肌细胞膜上的 β 肾上腺素受体结合，抑制平滑肌收缩。常用药物为利托君，使用过程中应密切观察患者的心率和主诉，如心率超过 130 次/min 或诉心前区疼痛则停止使用。不良反应：在母体方面主要有恶心、头痛、鼻塞、血钾降低、心跳加快、胸痛、气短、血糖增高、肺水肿，偶有心肌缺血等；在胎儿及新生儿方面主要有心动过速、低血糖、低血钾、低血压、高胆红素，偶有脑室周围出血等。用药禁忌证包括心脏病、心律不齐、糖尿病控制不满意、甲状腺功能亢进。

④缩宫素受体拮抗剂：作用机制为竞争性结合子宫平滑肌及蜕膜的缩宫素受体，使缩宫素兴奋子宫平滑肌的作用削弱。常用药物阿托西班，是一种选择性缩宫素受体拮抗剂，用法：起始剂量为 6.75 mg，静脉推注 1 min，继之 18 mg/h，维持 3 h，接着 6 mg/h，持续 4~5 h。该药不良反应轻微，无明确禁忌，但价格较昂贵。

5）硫酸镁的应用：推荐妊娠 32 周前早产者常规应用硫酸镁作为胎儿中枢神经系统保护

剂治疗。循证研究指出，硫酸镁不仅能降低早产儿的脑瘫风险，还能减轻妊娠32周早产儿的脑瘫严重程度。硫酸镁应用前及使用过程中应监测呼吸、膝反射、尿量（同妊娠高血压），24 h总量不超过30 g。用药禁忌证包括患者有肌无力、肾衰竭。

（2）糖皮质激素促胎肺成熟：主要药物为倍他米松和地塞米松。所有妊娠28~34^{+6}周的先兆早产者，应当接受1个疗程的糖皮质激素治疗。倍他米松12 mg肌内注射，24 h重复1次，共2次；地塞米松6 mg肌内注射，12 h重复1次，共4次。

（3）抗生素的应用：对于胎膜完整的早产，使用抗生素不能预防早产，除非分娩在即且生殖道B族溶血性链球菌检测阳性，否则不推荐应用抗生素。

4. 病情观察

严密监测患者子宫收缩及阴道流血、流液等情况。对于胎膜早破患者，要密切观察其体温变化，及时发现感染征象。同时，加强巡视，注重患者的主诉及自觉症状，及时发现异常并通知医生进行处理。

5. 预防新生儿合并症的发生

（1）严密监测胎心及胎动情况，每日行胎心监护，教会患者自数胎动，有异常时及时采取应对措施。遵医嘱予以促胎肺成熟治疗，以降低新生儿呼吸窘迫综合征的发病率。

（2）若早产已不可避免，应尽早决定合理分娩的方式。若估计胎儿成熟度低，而产程又需较长时间者，可选择剖宫产术结束分娩。经阴道分娩者，应考虑使用产钳和会阴切开术以缩短产程，从而减少分娩过程中对胎头的压迫。同时，充分做好早产儿保暖和复苏的准备，临产后慎用镇静剂，以避免发生新生儿呼吸抑制的情况。早产儿出生后适当延长30~120 s或脐带停止波动后再断脐，可减少新生儿输血的需求，并降低新生儿发生脑室内出血的概率。

（3）新生儿分娩后，母婴应充分实施早接触和早吸吮。密切关注新生儿的面色、呼吸、体温、喂养等情况。

6. 心理护理

与患者进行开放式的讨论，减轻其心理负担。鼓励丈夫参与产妇及新生儿的照护，给予其足够的情感及社会支持，让产妇获得更多的关怀和爱护。

六、健康指导

（一）预防指导

对先兆早产的患者进行健康教育，帮助其增强对自身疾病的认识，指导其积极治疗妊娠期合并症及并发症，避免高危因素的影响，定期产检，做好孕期保健工作，防止早产的发生。

（二）饮食与活动指导

多吃新鲜的蔬菜、水果等粗纤维食物，保持大便通畅，预防便秘，防止过度用力造成早产。对于卧床保胎的患者，应指导其进行踝泵运动，预防下肢静脉血栓的发生。

（三）自我监测

指导患者自数胎动，以了解胎儿宫内状况。观察子宫收缩、阴道流血、流液情况。合并胎膜早破时，若胎先露未衔接者，应绝对卧床休息，抬高臀部。定时观察羊水的性状、颜色、气味等，如混有胎粪的羊水流出，羊水呈黄绿色时，应立即通知医生。

(四)用药指导

指导患者合理用药，告知其使用药物的名称、作用、不良反应及注意事项，以避免毒性作用的发生。

(五)出院指导

因早产儿尤其是<32孕周的极早早产儿需要良好的新生儿救治条件，故指导患者在出现早产表现时，一定要到有救治条件的医疗机构就诊。产妇分娩后做好早产儿的护理常规及喂养，分娩后42天前往医院检查产后恢复情况及新生儿的发育情况。

第四节　贫血

一、概述

贫血是妊娠期较常见的合并症。妊娠期外周血红蛋白(hemoglobin，Hb)<110 g/L及血细胞比容<0.33为妊娠期贫血。患者死亡风险与妊娠期贫血严重程度直接相关，在资源匮乏地区，严重贫血是患者死亡的重要原因之一。妊娠期贫血根据病因按骨髓红细胞系统增生情况分为增生性贫血(如缺铁性贫血、巨幼细胞贫血、溶血性贫血等)和增生低下性贫血(如再生障碍性贫血)。其中，缺铁性贫血是最常见的类型。

二、病因及发病机制

1. 缺铁性贫血

妊娠期因生理和病理变化，妊娠合并缺铁性贫血较为常见，主要与铁需求增加和铁供给相对不足或绝对不足相关。

(1)铁需求增加：妊娠期铁的需求量增加是患者缺铁的主要原因。

(2)铁摄入不足：妊娠早期呕吐或偏食可影响铁摄入。

(3)铁吸收障碍：营养不良或偏食常伴蛋白质摄入不足，影响铁吸收；胃肠功能紊乱如胃酸缺乏、胃黏膜萎缩或慢性腹泻，均妨碍铁吸收。

(4)铁丢失增加：妊娠期出血性疾病，如前置胎盘和慢性疾病，包括感染、慢性肝肾疾病等也可导致贫血。

(5)铁储存不足：孕前贫血可延续到妊娠期或在妊娠期加重。

2. 巨幼细胞贫血

该病多数由叶酸缺乏导致，少数因缺乏维生素 B_{12} 而发病。引起叶酸与维生素 B_{12} 缺乏的原因包括：

(1)来源缺乏或吸收不良：摄入不足以及不当的烹调方法和慢性消化道疾病等可导致叶酸和维生素 B_{12} 缺乏。

（2）妊娠期需要量增加：患者每日需叶酸 300~400 μg，多胎患者需要量更多。

（3）叶酸排泄增多：叶酸在肾内的清除加速，肾小管再吸收减少，排泄增多。

3.再生障碍性贫血

（1）物理、化学因素：长期接触苯及其衍生物、有机磷、农药、汽油、砷、汞以及各种电离辐射(如 X 线、放射性核素、核污染、核泄漏等)均可影响骨髓的造血功能。

（2）药物因素：几乎 50% 的再生障碍性贫血患者的发病与药物有关。引起再生障碍性贫血的主要药物有保泰松、羟基保泰松、氯霉素、吲哚美辛(消炎痛)、甲氢苄啶(甲氧苄氨嘧啶)、磺胺甲唑、苯妥英钠。

（3）感染因素：各种急慢性感染，包括细菌、寄生虫及病毒感染等。

（4）其他因素：部分再生障碍性贫血患者与免疫机制存在一定关系，有的与遗传因素有关。

三、疾病诊疗

治疗原则为：寻找贫血原因，改变不良饮食习惯，积极治疗原发疾病，去除病因，对症治疗。

（1）缺铁性贫血：轻度贫血者多无明显症状或仅有皮肤、口唇黏膜和睑结膜苍白。重者可出现头晕、乏力、耳鸣、心悸、气短、面色苍白、倦怠、食欲缺乏、腹胀、腹泻等症状，甚至出现贫血性心脏病、妊娠期高血压疾病性心肌病、胎儿生长受限、胎儿窘迫、早产、死胎等并发症的相应症状。评估患者贫血的症状和体征，如皮肤、口唇黏膜和睑结膜是否苍白，是否存在头晕、乏力、耳鸣、心悸、气短、皮肤毛发干燥、指甲脆薄、倦怠、食欲缺乏、腹胀、腹泻以及口腔炎、舌炎等现象。评估患者有无感染征象。评估胎儿宫内生长发育状况及有无缺氧征象。

（2）巨幼细胞贫血：评估患者是否有乏力、头晕、心悸、气短、皮肤黏膜苍白等贫血症状。严重者可出现消化道症状和周围神经炎症状，此时需评估患者有无手足麻木、针刺感冰冷感、感觉异常以及行走困难等情况。

（3）再生障碍性贫血：该病可出现出血和进行性贫血。需评估患者皮肤、牙龈、鼻、消化道等内脏器官及颅脑部是否有出血症状。

四、健康评估

1.健康史

（1）了解患者既往有无月经过多等慢性失血性病史。

（2）了解患者有无不良饮食习惯，如长期偏食或胃肠道功能紊乱导致的营养不良病史，以及有无吸收不良或代谢性障碍的病史。

（3）了解患者既往有无病毒感染病史，如丙型肝炎、乙型肝炎等；有无特殊药物服用史，如抗癌药、抗癫痫药；有无接触化学物质，如油漆、杀虫剂等；有无长期接触各种电离辐射，如 X 线等。

2.辅助检查

（1）缺铁性贫血：①血常规。外周血涂片显示小细胞低色素性贫血，血红蛋白<110 g/L，血细胞比容<0.33，红细胞<3.5×10^{12}/L，白细胞及血小板计数均在正常范围。②血清铁测

定。血清铁<6.5 μmol/L，即可诊断为缺铁性贫血。③骨髓细胞学检查。骨髓细胞学检查显示红细胞系统呈轻度或中度增生活跃，以中、晚幼红细胞增生为主。④铁代谢检查。血清铁蛋白是评估铁缺乏最有效和最容易获得的指标。

（2）巨幼细胞贫血：①外周血常规为大细胞性贫血，血细胞比容降低，红细胞平均体积（MCV）>100，红细胞平均血红蛋白含量（MCH）>32 pg，大卵圆形红细胞增多，中性粒细胞分叶过多，粒细胞体积增大、核肿胀，网织红细胞减少，血小板通常减少。②骨髓象显示红细胞系统呈巨幼细胞增生，不同成熟期的巨幼细胞系列占骨髓细胞总数的 30%~50%，核染色质疏松，可见核分裂。③叶酸及维生素 B_{12} 水平检测显示，血清叶酸<6.8 nmol/L，红细胞叶酸<227 nmol/L，提示叶酸缺乏；血清维生素 B_{12}<74 pmol/L，提示维生素 B_{12} 缺乏。

（3）再生障碍性贫血：①外周血呈现全血细胞减少；②骨髓象和骨髓活检是诊断再生障碍性贫血的主要依据。骨髓象多见增生减少或严重减少，有核细胞甚少，幼粒细胞、幼红细胞、巨核细胞均减少，淋巴细胞相对增多。

3. 心理-社会状况

评估患者由长期疲倦或知识缺乏引起的倦怠心理，评估患者及家属对疾病的认知情况，以及家庭、社会支持系统是否完善。

五、护理要点

1. 饮食护理

（1）缺铁性贫血：建议患者摄取含铁丰富的食物，如动物血、肝脏、瘦肉等，同时多摄入富含维生素 C 的深色蔬菜、水果（如橙子、柚子、猕猴桃等），以促进铁的吸收和利用。纠正偏食、挑食等不良习惯。

（2）巨幼细胞贫血：加强营养指导，改变不良饮食习惯，指导患者进食富含叶酸和维生素 B_{12} 的食物。如叶酸缺乏者应多吃绿色蔬菜、水果、谷类和动物肉类等；维生素 B_{12} 缺乏者要多吃动物肉类、肝、肾、禽蛋类及海产品。

（3）再生障碍性贫血：给予高热量、高蛋白、高维生素、易消化的食物，食物尽量选择无刺激的软食或流食。避免进食坚硬的食物，以减少食物对消化道黏膜的刺激。

2. 休息与活动

注意劳逸结合，依据贫血的程度安排工作及活动量，轻度贫血者可下床活动，适当减轻工作量；重度贫血者需卧床休息，避免因头晕、乏力引起意外伤害。

3. 病情观察

观察患者贫血症状，出血的表现、范围和出血量，监测患者的自觉症状、情绪反应、生命体征、神志及血常规的变化等。

4. 配合治疗与用药护理

（1）缺铁性贫血：应正确补充铁剂，血红蛋白在 70 g/L 以上者可口服补充铁剂，同时服用维生素 C 以促进铁的吸收。铁剂对胃黏膜有刺激作用，应饭后或餐中服用，服用抗酸药时须与铁剂错开时间。服用铁剂后，由于铁与肠内硫化氢作用而形成黑色便，应予以解释。中重度缺铁性贫血、胃肠道反应重而不能口服铁剂、依从性不确定或口服铁剂无效者可采用深部肌内注射铁剂，常见制剂有右旋糖酐铁及山梨醇铁。建议对血红蛋白<70 g/L 者给予输血。

（2）巨幼细胞贫血：对有高危因素的患者，应从妊娠 3 个月开始每天服用叶酸 0.5~1 g，连续服用 8~12 周。确诊为巨幼细胞贫血的患者应每天口服叶酸 15 mg，或每日肌内注射叶酸 10~30 mg，直至症状消失、贫血纠正。同时，予以维生素 B_{12} 100~200 μg 肌内注射，每日 1 次，2 周后改为每周 2 次，直至血红蛋白值恢复正常。血红蛋白<70 g/L 时，应少量间断输新鲜血或浓缩红细胞。在用药过程中应密切观察，注意药物疗效及不良反应的发生。

（3）再生障碍性贫血：该病患者在病情未缓解之前应避免妊娠。若已妊娠，在妊娠早期应做好输血准备的同时行人工流产。若出现明显出血倾向，应给予糖皮质激素治疗，如泼尼松 10 mg，每日 3 次口服，但不宜长期服用。在用药过程中应注意观察有无药物疗效及不良反应的发生。

5. 预防感染

分娩时避免产程延长，并预防产后出血和感染。

6. 心理护理

发生贫血后，患者因担心自身生命安全及胎儿的生长发育，极易产生焦虑、恐惧等不良心理情绪。护士应多与患者沟通交流，利用自身专业知识打消患者的疑虑，帮助其保持良好的心理状态，提高依从性。

六、健康指导

（一）疾病预防

应加强对患者的孕期保健工作，加强针对贫血的相关宣教，提升患者在妊娠期内对贫血危害的认知度，并对高风险人群进行有效预防。

（二）孕产期监测

指导患者按时产检，定期监测血常规，并根据化验结果提供针对性的健康指导；指导患者进行自我监测，若出现贫血相关症状应及时就诊。

（三）饮食、运动指导

改变不良的饮食习惯，不挑食偏食，多吃高蛋白食物及肉类。在孕期应注重合理饮食，合理搭配食物，注意补充含铁丰富的食物。注意劳逸结合，依据贫血的程度安排工作及活动量。

（四）出院指导

指导母乳喂养，对因重度贫血不宜哺乳者，应详细讲解原因，并指导人工喂养的方法。产妇回乳可口服生麦芽或芒硝外敷乳房。提供家庭支持，增加休息和营养。加强亲子互动，提供避孕指导。

▶ 第五节　情景案例

【孕妇信息】

王女士，年龄未提及，孕 12 周，职业为初中教师。近期学校处于期末考试阶段，工作压力大。并且她和丈夫刚搬入新家不久，对周边环境还不熟悉。

【情景】

你是产科门诊护士，王女士前来产检。在交谈中，王女士满脸愁容地倾诉："我最近真的太难受了，吃什么吐什么，在家里闻到一点味道就恶心。工作又忙，每天给学生复习、出卷子，根本没法好好休息。新搬的家附近连个能买到合口食物的地方都没有。这导致体重不仅没有增长，反而一直在下降，整个人没劲，上课时都觉得自己要坚持不住了。我特别担心这样下去会影响肚子里的宝宝，可又不知道该怎么办。"

之后在沟通中，王女士又说："护士，我最近呕吐到完全不能吃东西，怀孕到现在短短不到 3 个月，我已经瘦了好几斤，人也特别没精神，这种也是正常的孕吐吗？"

【思考】

(1) 王女士可能存在哪些问题？

(2) 王女士在妊娠剧吐中还存在除上述问题外的哪些其他问题？

(3) 如何进一步评估她的身体状况？

(4) 作为接诊护士，如何开展情景体验式健康教育？

解答：

问题 1：通过王女士的自诉，她可能存在以下问题。①妊娠剧吐：王女士表现出吃什么吐什么，闻到味道就恶心，且完全不能吃东西，体重下降，这与妊娠剧吐中频繁恶心呕吐、无法进食导致体重减轻的症状相符。②工作压力大：近期学校处于期末考试阶段，每日忙于给学生复习、出卷子，无法好好休息。过大的工作压力会对她的身体和心理状态产生负面影响，加重身体的不适。③环境适应不良：刚搬入新家不久，对周边环境不熟悉，找不到能买到合口食物的地方，这使得她在饮食方面难以得到满足，进一步影响营养摄入和身体状态。④营养缺乏：由于频繁呕吐无法正常进食，体重持续下降，身体没劲，提示可能存在蛋白质、维生素、矿物质等营养素缺乏的情况，这对胎儿的正常生长发育不利。⑤焦虑情绪：她满脸愁容，对自己身体状况以及腹中胎儿的健康表示担忧，说明其承受着较大的心理压力，存在焦虑情绪，而不良情绪又可能进一步加重妊娠剧吐的症状。

问题 2：王女士在妊娠剧吐中还存在除上述问题外的哪些其他问题？①电解质紊乱：频繁的呕吐很可能导致钠、钾、氯等电解质的大量丢失，引发电解质紊乱。例如，钾离子丢失可能导致肌无力，王女士感到身体没劲，有可能与之相关。②酸碱平衡失调：一方面，长时间无法进食会引发饥饿性酸中毒；另一方面，呕吐物中胃酸丢失，又可能导致代谢性碱中毒。酸碱平衡失调会影响身体各个器官的正常功能。③口腔问题：频繁呕吐致使胃酸反复反流，容易腐蚀牙齿，可能引发龋齿、牙龈炎症等口腔问题，影响口腔健康。④心理负担加重：由于工作压力大、对新环境不适应以及对胎儿健康的担忧，王女士可能会陷入恶性循环，心理负担日益加重，对自身状况过度敏感，甚至可能出现抑郁倾向。

问题3：①详细询问病史：了解王女士本次妊娠的具体情况，如既往是否有类似孕吐情况，有无其他疾病史。②身体检查：测量生命体征，包括体温、血压、心率、呼吸。③体重测量：精确测量当前体重，并与孕前及以往产检时的体重进行对比，计算体重下降的幅度。④判断胎儿发育情况：检查有无宫缩，警惕因身体不适引发的早产风险。⑤实验室检查：评估代谢状态；检查尿蛋白、尿比重，了解肾功能及尿液浓缩情况；查看血红蛋白、血细胞比容，了解是否存在血液浓缩及贫血情况；检测血清钾、钠、氯等电解质水平，判断是否存在电解质紊乱。

问题4：详见本节健康教育过程及解析。

【健康教育过程及解析】

第一步：建立信任与情景导入

护士：王女士，您好！快请坐，我特别理解您现在的心情，妊娠剧吐真的让您受苦了。我接触过很多像您这样的准妈妈，都在努力克服这个难关。(微笑着，眼神充满关切)今天您就放心地和我聊聊，咱们一起想办法，让您尽快好起来。

王女士：(满脸愁容，叹气)护士，我每天都吐得昏天黑地，真不知道该怎么办了。

护士：别着急，您看，这是一位和您情况相似的准妈妈的视频(拿出手机，播放另一位患者从妊娠剧吐到逐渐缓解的真实视频)。她刚开始也是特别痛苦，对自己和宝宝都很担忧，但通过积极配合治疗和调整生活方式，慢慢就好转了，最后顺利生下了健康的宝宝。您看了这个视频有什么感受呢？

王女士：(认真看完视频，眼中有了一丝希望)看到她能好起来，我好像也有了点信心，可我还是害怕自己做不到。

护士：您肯定能做到的！我了解到您现在吃东西特别困难，正好我准备了一些适合您这个阶段吃的食物，咱们一起来看看(拿出装有坚果、椒盐脆饼、烤面包片等食物的篮子)。您看看这些食物，有没有哪个让您感觉稍微好点，不那么恶心的？

解析：

护士通过同情和理解的话语建立与王女士的信任关系，并通过播放视频案例来导入情景，激发王女士的希望和信心。这一步骤是情景体验式健康教育的基础，通过建立信任和情景导入，可以增强患者对健康教育的接受度和参与度，为后续的教育内容打下良好的基础。

第二步：应对策略体验

1.饮食方面

护士：王女士，您看这个椒盐脆饼，它比较干燥，容易消化，很适合您现在吃(拿起椒盐脆饼展示)。还有这个坚果，富含优质蛋白质和营养，和烤面包片搭配在一起，既能给您提供能量，又不会给肠胃造成太大负担(将坚果和烤面包片放在一起展示)。而像咖啡、辣椒这些食物，气味比较刺激，很可能会加重您的呕吐反应(拿起咖啡和辣椒的模型对比展示)。您闻闻这个咖啡的味道，是不是感觉不太舒服？

王女士：(闻了闻咖啡模型，皱眉)确实，这个味道闻着就难受。

护士：对呀，所以要尽量避免。咱们再来模拟一下一天的进食过程。(拿出一个小本子记录)早上起床前，您可以先吃一两块椒盐脆饼，垫垫肚子，过一会儿再起床。然后每隔1~2小时，吃点像蒸蛋羹这样容易消化的食物。现在我们来试试，您尝一小口这个蒸蛋羹(递上装有少量蒸蛋羹的勺子)，感觉怎么样？

王女士：(吃了一小口)嗯，好像还能接受。

护士：很好。两餐之间，您可以用试管喝点姜汁汽水，这对缓解恶心很有帮助(拿起试管，倒入少量姜汁汽水，演示缓慢饮用的动作)。您看，就这样慢慢地喝，不要大口吞咽。您来试试？

王女士：(接过试管，慢慢喝了一口)确实感觉没那么恶心了。

2.缓解呕吐的技巧

护士：王女士，当您感觉恶心的时候，还可以试试按压内关穴。来，我帮您找到这个穴位(握住王女士的手腕，找到腕横纹上2寸，掌长肌腱与桡侧腕屈肌腱之间的位置)。您看，我这样按压，是不是感觉有点酸胀？

王女士：嗯，是有点。

护士：对，当您想吐的时候，可以这样按压，力度以自己能承受的酸胀感为准。您自己来试试，我在旁边看着。

王女士：(自己按压)这样对吗？

护士：非常好，就是这样。多练习几次，熟练之后您就能在恶心的时候通过按压穴位来缓解了。

护士：现在我播放一段舒缓的音乐，咱们一起来做深呼吸练习。(播放音乐)您看，我先示范一下，深吸气，让肚子慢慢鼓起来(示范吸气动作)，然后再缓缓地呼气，把气全部吐出去(示范呼气动作)。您跟着我一起做。

王女士：(跟着护士的节奏做深呼吸)

护士：在您感觉恶心呕吐感强烈的时候，就可以通过深呼吸来放松身体。现在我们来模拟一下，假设您突然感觉恶心了，您试试用刚才学的深呼吸方法来缓解。

王女士：(按照方法做深呼吸)好像真的能让自己平静一些。

3.应对工作压力

护士：我知道您工作特别忙，咱们一起制定一个工作时间管理表，看看怎么能减轻您的压力。您先和我说说，近期都有哪些工作任务呀？

王女士：这几天要给学生复习，还有出期末考试的卷子，事情特别多。

护士：那您看，学生复习这部分工作，能不能和其他老师一起分担一下呢？比如大家分工负责不同的科目。

王女士：嗯，这个办法好，我可以和其他老师商量一下。

护士：还有出卷子的任务，也可以分阶段进行，不用一下子全都完成。这样您每天的工作量就会减少一些，也能有时间休息。

王女士：行，我明白了，这样安排确实合理多了。

护士：接下来，我再教您一个在工作间隙放松的小技巧——渐进性肌肉松弛法。您先跟着我把全身肌肉都紧张起来，握紧拳头，绷紧胳膊，用力！(带领王女士做肌肉紧张动作)

王女士：(跟着做)

护士：好，然后慢慢放松，感受肌肉从紧张到松弛的变化，先从手部开始，松开拳头，让手臂自然下垂，是不是感觉轻松了一些？

王女士：嗯，是轻松多了。

护士：咱们就这样依次放松颈部、肩部、背部……一直到脚部。在您工作压力大的时候，就可以做这个练习，还可以配合刚才的舒缓音乐，以更好地缓解身体和心理的紧张。

4. 适应新环境

护士：王女士，您打开手机，我给您分享一份您新家周边的生活资源地图(拿出电子地图)。您看，这里标注了附近的超市、菜市场和餐厅。比如这家超市，食材种类特别丰富，您可以在这里买到新鲜的蔬菜和水果。还有这家餐厅，他们有很多适合孕妇吃的清淡菜品。

王女士：太好了，我都不知道附近有这些地方。

护士：另外，和邻居搞好关系也能让您更快适应新环境。您可以主动和邻居打招呼，如果社区有小型活动，也可以去参加。还有，加入一些本地的孕妇交流群也很不错，在群里能和其他准妈妈交流经验，了解周边环境信息。我给您说个例子，之前有位准妈妈，刚搬新家时也不适应，后来通过加入孕妇交流群，不仅找到了适合自己的产检医院，还交到了很多朋友。

王女士：真的吗？那我也试试加入交流群。

解析：

护士通过实物展示和模拟进食过程，帮助王女士了解和体验适合的食物，并通过按压内关穴和深呼吸练习，教授缓解恶心的技巧。情景体验式学习让王女士能够直接感受到不同食物和放松技巧的效果，增强她对健康知识的理解和记忆，提高自我管理能力。

第三步：强化与鼓励

护士：王女士，今天您学习得特别认真，对这些应对方法掌握得也很好。您回去就按照咱们今天说的做，把这些方法运用到生活中。下次产检的时候，再来看看效果。您要记住，不管遇到什么问题，我们都会一直陪着您，您不是一个人在面对。

王女士：太感谢您了，护士！今天我学到了这么多有用的东西，心里踏实多了，感觉自己也有信心去应对了。

护士：您客气了，这都是我应该做的。期待您下次产检的时候，状态能越来越好！

解析：

护士对王女士的学习态度和掌握方法给予肯定，鼓励她将所学应用到生活中，并提供持续的支持。强化和鼓励有助于提升王女士的自信心，让她感到在备孕过程中不是孤军奋战，有助于她坚持正确的健康行为。

第四步：评价

护士：王女士，这次产检咱们来仔细评估一下您这段时间的状况。我先了解下，您感觉自己的体重有没有什么变化？

王女士：我感觉好像没再下降了，似乎还稍微长了一点点。

护士：这是个非常好的现象！我们一会儿再准确测量对比一下。您最近吃东西时还像之前那样频繁呕吐吗？

王女士：没有了，按照少食多餐的方法，加上吃那些适合的食物，呕吐次数少了好多。

护士：太棒了！那么，现在您觉得自己的焦虑情况有没有改善呢？

王女士：嗯，我感觉好多了。之前总是担心宝宝，现在心态平稳多了。

护士：真为您高兴！我们通过专业的量表再精准评估一下您的心理状态变化。(拿出量表让王女士填写)另外，您在工作上，按照咱们制定的时间管理表执行，感觉压力是不是减轻了？

王女士：对，和其他老师分担了复习任务，出卷子也分阶段进行，没那么大压力了。

护士：很好。那面对一些突发的让您感觉恶心的情况，您用深呼吸和按压内关穴的方法，效果怎么样？

王女士：深呼吸能让我快速平静下来，就是内关穴有时候找得不太准，所以效果不太稳定。

护士：没关系，一会儿我再帮您巩固一下找穴位的方法。还有您和邻居以及孕妇交流群里的交流，都还顺利吧？

王女士：挺顺利的，我在群里学到了很多实用的经验，邻居也很友好。

护士：从您的反馈来看，整体效果很不错。接下来我们再通过血液和尿液检查，看看您身体的电解质、血糖以及肝肾功能等指标的恢复情况，这样能更全面地评估您的身体改善状况。

王女士：好的，太感谢您这么细心地帮我评估。

解析：

护士通过询问和量表评估王女士的体重、饮食习惯、心理状态和工作压力管理等方面的变化。评价环节帮助护士和王女士共同了解健康教育的成效，为下一步的反馈和建议提供依据。

第五步：反馈与建议

护士：王女士，经过这段时间的实践，您觉得咱们之前说的那些方法对您有帮助吗？有没有哪方面效果特别明显，或者您觉得还有哪些地方需要改进的呢？

王女士：护士，我觉得饮食调整那部分真的很有用，按照少食多餐的方法，我呕吐次数确实少了很多。但是穴位按压，我有时候还是找不准位置。

护士：原来是这样，穴位按压确实需要多练习才能更准确。下次产检的时候，我再给您详细讲讲，多练习几次肯定没问题。那关于适应新环境和应对工作压力等方面，您感觉怎么样？

王女士：加入孕妇交流群特别好，我在里面学到了很多东西，也认识了一些新朋友。工作上按照时间管理表安排，也没那么手忙脚乱了。

护士：太好了，您的反馈对我们很重要。如果之后再遇到和您有类似情况的准妈妈，我们就能根据您的经验，把这些方法进行优化。要是您之后还有什么新的想法或者问题，随时都能联系我。

解析：

护士询问王女士对教育方法的反馈，了解哪些方法有效，哪些需要改进，并提供个性化的建议。反馈与建议环节确保了健康教育的持续性和个性化，根据王女士的体验和需求调整教育内容，以实现最佳的健康教育效果。

第五章

特殊疾病健康指导

学习目标

【知识目标】

1. 理解妊娠期高血压疾病、妊娠糖尿病、妊娠合并心脏病、妊娠合并病毒性肝炎的定义及主要病因；

2. 掌握妊娠期高血压疾病、妊娠糖尿病、妊娠合并心脏病、妊娠合并病毒性肝炎的评估及护理要点。

【能力目标】

1. 运用所学知识对妊娠期并发症患者进行个性化的健康教育指导；

2. 具备病情监测与评估的能力，能够识别异常情况并正确处理。

【素质目标】

1. 具有较强的责任心，善于与患者沟通、交流，对待患者和工作耐心细致；

2. 具备同理心，能够有效指导孕妇进行心理调适，帮助其缓解焦虑、增强信心。

第一节 妊娠期高血压疾病

一、概述

妊娠期高血压疾病(hypertensive disorder of pregnancy，HDP)是妊娠与高血压并存的一组疾病，常见于妊娠 20 周至产后 12 周。诊断标准为：收缩压≥140 mmHg/舒张压≥90 mmHg，人群发病率为 5%~12%。部分孕妇可能出现蛋白尿或水肿等症状，病情严重者可能出现头痛、视物模糊、腹痛等不适。若未得到及时治疗，病情加重可能导致全身性痉挛、昏迷、心肾功能衰竭等并发症，对母儿安危造成危害。妊娠期高血压疾病按病情的严重程度分为妊娠期高血压、子痫前期、子痫、慢性高血压并发子痫前期以及妊娠合并慢性高血压。

妊娠期高血压：表现为妊娠 20 周后出现收缩压≥140 mmHg/舒张压≥90 mmHg，并于产后 12 周内恢复正常，尿蛋白(-)。

子痫前期：表现为妊娠 20 周后出现收缩压≥140 mmHg/舒张压≥90 mmHg，伴蛋白尿≥0.3 g/24 h，或随机蛋白尿(+)。

子痫：在子痫前期的基础上发生不能用其他原因解释的抽搐。一旦抽搐反复发作，容易导致产妇发生摔伤、口舌咬伤。这种情况在产前、产时或产后都可能发生，严重危及母儿生命安全。

二、病因及发病机制

妊娠期高血压疾病的病因和发病机制尚未完全阐明，目前认为其是一个多因素、多环节的复杂过程，主要涉及以下几个方面：

1. 胎盘因素

①胎盘浅着床：在正常妊娠中，绒毛外滋养细胞(extravillous trophoblast，EVT)负责重塑子宫螺旋小动脉，提高胎盘血流量。但在子痫前期时，EVT 浸润受损，导致动脉重塑不足，血管阻力增加，胎盘灌注减少，引发缺血缺氧。②胎盘缺血缺氧：胎盘释放多种血管活性物质，如血管内皮素、血栓素 A2 等，引起全身小血管痉挛，血压升高。③免疫因素：母体对胎盘抗原的免疫耐受失衡，导致胎盘局部炎症反应和血管内皮损伤。

2. 母体因素

①血管内皮功能障碍：妊娠期高血压疾病患者存在血管内皮细胞损伤，导致血管舒张因子（如一氧化氮）分泌减少，血管收缩因子（如内皮素）分泌增加，血管张力升高。②遗传易感性：有妊娠期高血压疾病家族史的孕妇发病率较高，提示遗传因素可能参与发病。③其他：高龄、肥胖、糖尿病、慢性高血压、肾脏疾病、自身免疫性疾病等也是妊娠期高血压疾病的危险因素。

3. 其他因素

①氧化应激：胎盘缺血缺氧导致活性氧生成增加，氧化应激损伤血管内皮细胞。②炎症反应：胎盘局部炎症反应参与血管内皮损伤和全身炎症反应。③凝血功能异常：妊娠期高血压疾病患者存在凝血功能亢进和纤溶功能下降，导致微血栓形成，加重胎盘缺血缺氧。

三、健康评估

1. 健康史

重点询问高血压出现的时间、程度、伴随症状（如头痛、视物模糊、上腹部疼痛、恶心呕吐等）、治疗经过及效果。详细询问既往病史中有无高血压、糖尿病及慢性肾炎等；询问年龄、职业、生活习惯（如吸烟、饮酒、饮食、运动等）。了解有无家族史，此次妊娠经过及治疗经过。

2. 身体状况

重点评估血压、尿蛋白、水肿、自觉症状等情况。在评估过程中应注意：①正确测量血压情况。在孕妇左侧卧位时监测血压，待血压稳定后，予以翻身仰卧位 5 min 后再次监测血压。②尿蛋白检查。蛋白尿的量反映肾脏功能受损的程度，24 h 尿蛋白定量≥0.3 g 者为异常。③水肿的评估。通过监测体重变化，评估水肿程度。妊娠后期水肿发生的原因除妊娠期高血压疾病外，还可由下腔静脉受增大子宫压迫导致血液回流受阻、营养不良性低蛋白血症以及贫血等引起。水肿的轻重并不一定反映病情的严重程度。④自觉症状。孕妇出现头痛、眼花、胸闷、恶心、呕吐等自觉症状时，提示病情可能进一步发展，即进入子痫前期阶段，应高度重视。⑤应特别注意抽搐与昏迷的发作状态、频率、持续时间、间隔时间，以及神志情况。同时，需观察有无唇舌咬伤、摔伤甚至骨折、窒息或吸入性肺炎等。

3.心理-社会状况

孕妇的心理状态与病情的轻重、病程的长短、孕妇对疾病的认识、自身的性格特点及社会支持系统的情况有关。部分孕妇容易产生否认、愤怒、自责、悲观、失望等情绪。医务人员应对此进行不同程度的心理疏导。

四、临床表现

（1）高血压：首次发现血压升高者，为确保测量准确性，应间隔4 h以上复测。同一手臂至少测量2次，收缩压≥140 mmHg和（或）舒张压≥90 mmHg。若收缩压≥160 mmHg和（或）舒张压≥110 mmHg，则为重度高血压（severe hypertension），应尽早明确诊断。

（2）尿蛋白：选清洁中段尿，留取时要注意避免阴道分泌物或羊水污染，并与泌尿系统感染、心力衰竭等疾病所导致的蛋白尿进行鉴别。每次产检均应行尿蛋白检查，对可疑子痫前期孕妇还需检测24 h尿蛋白定量。

（3）辅助检查：①血液常规检查；②尿液常规检查；③凝血功能检测；④肝功能检测；⑤肾功能检测；⑥心电图检查；⑦电子胎儿心电监护；⑧超声检查，包括胎儿、胎盘及羊水状况等。根据病情变化，应增加以下相关检查：①眼底检查；②超声等影像学检查，涉及肝脏、胆囊、胰腺、脾脏、肾脏等器官；③电解质检测；④动脉血气分析；⑤心脏彩色多普勒超声及心功能评估；⑥脐动脉血流、子宫动脉血流等多普勒血流监测；⑦头部CT或磁共振成像检查。

五、护理措施

1.基础护理

（1）保证休息：保证充分的睡眠。侧卧位可减轻子宫对下腔静脉的压迫，使回心血量增加，改善子宫胎盘的血供，以左侧卧位为宜。根据孕妇的具体情况，适当安排活动，以避免长时间卧床导致的并发症。

（2）调整饮食：需摄入足够的蛋白质（100 g/d以上）、蔬菜，补充维生素、铁和钙剂。食盐一般不必严格限制，但全身水肿的孕妇应限制食盐摄入量。

（3）密切监护母儿状态：每日监测体重及血压，复查尿蛋白。定时测量血压、体重、尿蛋白等，密切观察孕妇的症状（如头痛、视物模糊、上腹部不适等）以及胎儿的情况（如胎动、胎心等）。

（4）间断吸氧：增加血氧含量，改善全身主要脏器和胎盘的氧供。

2.专科护理

（1）用药护理：硫酸镁为治疗子痫前期和子痫的首选药物。应明确用药方法及注意事项。用药方法：可采用肌内注射或静脉用药。①静脉用药：负荷剂量硫酸镁4~6 g，溶于25%葡萄糖注射液20 mL静脉注射（15~20 min），或者溶于5%葡萄糖注射液100 mL快速静脉滴注（15~20 min），继而以硫酸镁1~2 g/h静脉滴注维持。为了夜间更好的睡眠，可在睡眠前停用静脉给药。②肌内注射：25%硫酸镁20 mL+2%利多卡因2 mL深部臀肌内注射。硫酸镁24 h用药总量一般不超过30 g，用药时间一般不超过5天。

注意事项：血清镁离子有效治疗浓度为1.8~3.0 mmol/L，超过3.5 mmol/L可能出现中毒症状。使用硫酸镁时应注意观察：①膝反射是否存在；②呼吸≥16次/min；③尿量≥17 mL/h或≥400 mL/24 h；④备有10%葡萄糖酸钙。镁离子中毒时，须停用硫酸镁，并缓慢静脉注射(5~10 min)10%葡萄糖酸钙10 mL。如患者同时合并肾功能不全、心肌病、重症肌无力等，硫酸镁应慎用或减量使用。

（2）子痫患者的护理：①协助医生控制抽搐。一旦发生抽搐，应尽快控制。②专人护理，防止受伤。保持呼吸道通畅，并立即给氧，使用开口器或在上、下磨牙间放置一缠好纱布的压舌板，并用舌钳固定舌头以防咬伤唇舌或舌后坠的发生。患者应取头低侧卧位，以防黏液吸入呼吸道或舌头阻塞呼吸道。禁止给予饮食和口服药物，以防误入呼吸道而致吸入性肺炎。③减少刺激，以免诱发抽搐。安置于单人暗室，保持绝对安静，避免声、光刺激；护理操作尽量轻柔且相对集中，避免干扰。④严密监护。密切注意血压、脉搏、呼吸、体温及尿量，记录出入量。及时进行必要的血、尿化验和特殊检查，以及早发现脑出血、肺水肿、急性肾衰竭等并发症。⑤为终止妊娠做好准备。子痫发作后多自然临产，应严密观察，及时发现产兆，并做好母子抢救准备。如经治疗病情得以控制仍未临产者，应在孕妇清醒后24~48 h内引产，或子痫患者经药物控制后6~12 h，考虑终止妊娠。护士应做好终止妊娠的准备。

（3）产时及产后护理：妊娠期高血压孕妇的分娩方式应根据母儿的情况而定。若决定经阴道分娩，需加强各产程护理：在第一产程中，应密切监测患者的血压、脉搏、尿量、胎心及子宫收缩情况以及有无自觉症状；血压升高时应及时与医生联系。在第二产程中，应尽量缩短产程，避免产妇用力，初产妇可行会阴侧切并用产钳或胎吸助产。在第三产程中，必须预防产后出血，在胎儿娩出前肩后立即静推缩宫素，禁用麦角新碱，及时娩出胎盘并按摩宫底，观察血压变化，重视患者的主诉。具体措施包括：①开放静脉，测量血压。病情较重者于分娩开始即开放静脉。胎儿娩出后测血压，病情稳定后方可送回病房。在产褥期仍需继续监测血压，产后48 h内应至少每4 h观察1次血压。②继续硫酸镁治疗，加强用药护理。重症患者产后应继续硫酸镁治疗，故产后48 h内仍应继续硫酸镁的治疗和护理。使用大量硫酸镁的孕妇，产后易发生子宫收缩乏力，应严密观察子宫复旧情况，严防产后出血。③心理护理。指导孕妇及家属正确认识疾病，减轻焦虑，树立良好的心态，配合治疗，鼓励家属提供社会心理支持。加强沟通，及时识别孕妇的不良情绪，进行疏导帮助其减轻焦虑程度，多从心理上、生活上关心孕妇。

六、健康指导

轻度妊娠期高血压疾病患者，应接受饮食指导并注意休息，以左侧卧位为主，加强胎儿监护，自数胎动，掌握自觉症状，加强产前检查，定期接受产前保护措施；重度妊娠期高血压疾病患者，还应掌握识别不适症状及用药后的不良反应。同时，患者应掌握产后自我护理方法，加强母乳喂养。此外，注意对家属进行健康教育，使孕妇得到心理和生理上的支持。

第二节　妊娠合并糖尿病

一、概述

妊娠合并糖尿病（diabetes in pregnancy）包括妊娠期糖尿病和孕前糖尿病，是妊娠期常见的内科合并症之一，对母儿健康有重要影响。大多数妊娠期糖尿病患者在产后糖代谢可恢复正常，但将来发展成 2 型糖尿病的概率增加。妊娠合并糖尿病对母儿均有较大危害，需引起高度重视。妊娠合并糖尿病包括以下情况：

（1）孕前糖尿病（pregestational diabetes mellitus，PGDM）合并妊娠，根据其糖尿病类型分为 1 型糖尿病（type1 diabetes mellitus，T1DM）合并妊娠、2 型糖尿病（type2 diabetes mellitus，T2DM）合并妊娠。

（2）糖尿病前期合并妊娠，包括空腹血糖受损（impaired fasting glucose，IFG）和糖耐量受损（impaired glucose tolerance，IGT）合并妊娠。

（3）妊娠期糖尿病（gestational diabetes mellitus，GDM）指妊娠前血糖正常，妊娠期才出现的糖代谢异常。GDM 患者的糖代谢异常大多于产后能恢复正常，但将来患 2 型糖尿病的风险增加。妊娠期高血糖孕妇中 85% 以上为 GDM，PGDM 者不足 15%。

二、病因及发病机制

胎儿的能量主要来源于通过胎盘从母体获取的葡萄糖。妊娠早、中期，孕妇血浆葡萄糖水平随妊娠进展而降低，变化原因为：①随孕周的增加，胎儿从母体获取葡萄糖逐渐增加；②妊娠期肾血流量及肾小球滤过率均增加，肾小管对糖的重吸收率不能相应增加，导致孕妇经尿液排出的葡萄糖量增加；③雌、孕激素促进母体葡萄糖的利用，使孕妇空腹时清除葡萄糖的能力增强。妊娠中晚期，孕妇体内拮抗胰岛素样物质增加，如人胎盘催乳素、雌激素、孕激素等，使孕妇对胰岛素的敏感性逐渐下降，为维持正常糖代谢水平，机体胰岛素需求量增加；故胰岛素分泌无法满足孕期需求者，血糖会升高，既往无糖尿病的孕妇发生 GDM。

三、健康评估

1. 健康史

详细询问孕妇是否有糖尿病病史及家族史，妊娠前是否有体重超重、糖耐量异常史，有无外阴阴道假丝酵母菌病、不明原因反复流产、死胎、巨大儿或分娩足月新生儿呼吸窘迫综合征史、胎儿畸形、新生儿死亡等不良孕产史，以及本次妊娠经过及病情管理情况。

2. 身体状况

（1）妊娠期应评估孕妇有无"三多"症状；有无皮肤瘙痒，尤其是外阴瘙痒；有无视物模糊；有无产科并发症，如血糖异常、妊娠期高血压疾病、早产、酮症酸中毒、感染、羊水过多等。孕妇可出现以下情况。①流产和早产：妊娠早期导致胚胎死亡而流产；合并羊水过多时易发生早产；并发妊娠期高血压疾病、胎儿窘迫等，常需提前终止妊娠。②感染：未能很好控制血糖的孕妇极易发生感染，感染亦可加重糖尿病代谢紊乱，甚至诱发酮症酸中毒等。

③妊娠期并发症：糖尿病可导致血管病变，从而使小血管内皮细胞增厚，管腔狭窄，组织供血不足；还可导致巨大儿发生率、手术产率、产伤及产后出血发生率明显增高。④羊水过多：可能与胎儿高血糖、高渗性利尿致胎尿排出增多有关。⑤糖尿病酮症酸中毒：高血糖及胰岛素相对或绝对不足，孕妇代谢紊乱进一步发展到脂肪分解加速，血清酮体急剧升高，可发展为代谢性酸中毒。

（2）胎儿及新生儿的状况。①巨大儿：胎儿长期处于母体高血糖所致的高胰岛素血症环境中，其蛋白、脂肪合成和抑制脂解作用增强，导致过度发育。②胎儿生长受限：妊娠早期高血糖抑制胚胎发育。糖尿病合并微血管病变者，胎盘血管常出现异常，影响胎儿发育。③胎儿畸形：以心血管畸形和神经系统畸形最常见。④新生儿呼吸窘迫综合征：高血糖刺激胎儿胰岛素分泌增加，形成高胰岛素血症，后者具有拮抗糖皮质激素促进肺泡Ⅱ型细胞表面活性物质合成及释放的作用，使胎儿肺成熟延迟。⑤新生儿低血糖：新生儿脱离母体高血糖环境后，高胰岛素血症仍存在，易发生低血糖。

3. 心理-社会状况

孕妇的心理状态与病情的轻重、病程的长短、孕妇对疾病的认识、自身的性格特点及社会支持系统的情况有关。应评估孕妇及家人对疾病知识的掌握程度，有无焦虑、恐惧等心理状况。

四、临床表现

（1）GDM 经口服葡萄糖耐量试验（oral glucose tolerance test，OGTT）筛查确诊，一般无明显临床表现。

（2）诊断标准：在妊娠 24~28 周行 OGTT；28 周后首次产检的孕妇若空腹血糖正常，也需行 OGTT。OGTT 的诊断标准：空腹、服糖后 1 h、2 h 的血糖阈值分别为 5.1 mmol/L、10.0 mmol/L、8.5 mmol/L。任何一项血糖值达到或超过上述标准即诊断为 GDM。

（3）辅助检查：①血液常规检查；②尿液常规检查；③凝血功能检测；④肝功能检测；⑤肾功能检测；⑥心电图检查；⑦电子胎儿心电监护；⑧超声检查，包括胎儿、胎盘及羊水状况等。

五、护理措施

1. 自我监测

GDM 孕妇早期应每日监测血糖、血压，每周测量体重、宫高、腹围，每 1~2 个月测定肾功能及糖化血红蛋白含量，同时进行眼底检查。孕妇需每日监测空腹及餐后 2 h 血糖，其目标值为空腹血糖 ≤5.3 mmol/L，餐后 2 h 血糖 ≤6.7 mmol/L。

2. 饮食指导

饮食管理是妊娠合并糖尿病治疗的基础。70%~85% 的妊娠糖尿病患者可以仅通过饮食、运动和血糖监测将血糖控制在正常范围内。饮食管理总原则包括：①控制每日总能量摄入，建立合理饮食结构；②饮食清淡，均衡各营养素供能占比；③每日可少量多餐，注意睡前加餐；④高纤维饮食，保证维生素和矿物质的摄入；⑤合理控制患者及胎儿的体重增长。

3. 运动指导

适当的规律运动，可以增加胰岛素的敏感性，有利于体重管理，降低妊娠糖尿病高危人群发生妊娠糖尿病的风险，使血糖水平趋于正常。孕期运动的形式与强度，应根据个体运动习惯，从低强度、短持续时间开始选择孕期运动具体的项目，循序渐进增加运动量。

4. 药物治疗

①胰岛素治疗：饮食和运动控制不佳时，遵医嘱使用胰岛素。②口服降糖药：部分孕妇可在医生指导下使用二甲双胍等药物。

5. 产前检查与胎儿监测

①定期产检：包括血压、尿蛋白、肾功能等检查；②胎儿监测：通过超声、胎心监护等评估胎儿发育和宫内状况。

6. 并发症预防

①预防低血糖：随身携带糖果或葡萄糖片，以便及时处理低血糖症状。②预防感染：注意个人卫生，预防泌尿系统感染和阴道炎。③紧急处理：发生低血糖应立即进食含糖食物或饮料，严重时静脉注射葡萄糖。血糖过高时应调整胰岛素剂量，避免酮症酸中毒。

7. 心理护理

向患者及家属介绍妊娠合并糖尿病的相关知识、血糖水平控制的重要性和降糖治疗的必要性，降低焦虑和恐惧心理，鼓励其讨论面临的问题和心理感受，做好人文关怀。

六、健康指导

孕妇及家属应从孕早期开始了解该疾病的相关知识、对母儿的危害及预防措施，主动配合定期产检。孕期饮食保证合理营养、平衡膳食、少量多餐，掌握日需热量的计算及食物交换的原则，结合规律的运动，控制孕期体重合理增长。告知孕妇及家属自我监测血糖的方法及血糖异常情况的识别与自我应急处理。妊娠期糖尿病患者产后应维持健康的生活方式，定期随访。

▶ 第三节 妊娠合并心脏病

一、概述

妊娠合并心脏病是围生期一种严重的妊娠合并症，包括妊娠前已患有的心脏病及妊娠后发现或发生的心脏病。其发病率各国报道为 1%~4%，我国约为 1%，高居我国孕产妇死因顺位中第 2 位。妊娠合并心脏病分为结构异常性心脏病、功能异常性心脏病和妊娠特有心脏病，以结构异常性心脏病为主，其中先天性心脏病占该类疾病的 35%~50%，位居首位。

二、病因及发病机制

1. 妊娠期

母体循环系统在妊娠期发生了一系列的适应性变化，主要表现为总血容量、心输出量逐渐增加，心脏负担加重，至妊娠 32~34 周达高峰，并持续至分娩前；心率也逐渐增加，至妊娠晚期平均增加 10~15 次/min。血容量与血流动力学的变化增加了心脏病孕妇发生心力衰竭的风险。另外，激素水平变化、高凝状态、感染风险增加及电解质紊乱等多方面因素均可导致妊娠期心脏病的发生。

2.分娩期

分娩期为心脏负担最重的时期，每次宫缩都有 250~500 mL 液体进入体循环，导致全身血容量和心输出量增加，同时伴有血压增高、脉压增宽及中心静脉压升高。在第二产程中，由于孕妇屏气，先天性心脏病孕妇可能因肺循环压力增加，使原来左向右分流转为右向左分流而出现发绀。胎儿胎盘娩出后，子宫骤然缩小，胎盘循环停止，回心血量增加，加之腹腔内压骤减，大量血液向内脏灌注，造成血流动力学急剧变化，心脏病孕妇在此阶段极易发生心力衰竭。

3.产褥期

妊娠期心血管系统出现的一系列变化，在产褥期尚不能立即恢复到妊娠前状态。除妊娠期组织间潴留的液体开始回到体循环外，子宫收缩也使一部分血液进入体循环，尤其以产后3日内为甚。此阶段心脏负担较重，心脏病产妇应警惕心力衰竭的发生。综上所述，妊娠32周后、分娩期、产后3日内心脏负担最重，是心脏病孕产妇的危险时期，极易发生心力衰竭。

三、健康评估

1.健康史

详细、全面地了解既往病史、产科病史及家族史，包括有无不良孕产史、心脏病诊治史。评估有无诱发心力衰竭的因素，如上呼吸道感染、重度贫血、妊娠期高血压疾病等。详细了解孕妇睡眠、活动、休息、饮食、出入量等情况，了解孕妇对妊娠的适应状况及遵医行为。

2.身体状况

（1）心功能状况：纽约心脏协会（New York Heart Association，NYHA）依据患者生活能力状况，将心脏病患者心功能分为4级。

Ⅰ级：患者有心脏病，一般体力活动不受限制。

Ⅱ级：一般体力活动轻度受限制，活动后心悸、轻度气短，休息时无症状。

Ⅲ级：一般体力活动明显受限制，休息时无不适，轻微日常工作即感不适、心悸、呼吸困难，或既往有心力衰竭史。

Ⅳ级：一般体力活动严重受限制，不能进行任何体力活动，休息时有心悸、呼吸困难等心力衰竭表现。

（2）症状与体征：心脏病患者妊娠后可使原有心脏病的某些体征发生变化，血流动力学也会发生改变，引起总循环血容量、心排血量增加和心率加快。尤其是妊娠32~34周、分娩期、产后72 h 内，这3个时期是孕产妇心脏负担最重的阶段，需警惕心力衰竭和心律失常。在妊娠期和分娩期应动态评估心功能状态，观察有无早期心力衰竭的表现。在产褥期应注意评估与心力衰竭、产褥感染和产后出血相关的症状和体征。主要的临床症状和体征包括：①心悸、气短、踝部水肿、乏力等。②劳力性呼吸困难，夜间常需端坐呼吸，伴有胸闷、胸痛等症状。③发绀、杵状指、颈静脉怒张。心脏听诊可发现舒张期2级以上或全收缩期3级以上粗糙的心脏杂音，有心包摩擦音、舒张期奔马律和交替脉等。④可能发生心律失常，如心房颤动、心房扑动、房室传导阻滞、ST 段及 T 波异常改变等。⑤可表现为心脏扩大，或个别心腔扩大。

（3）辅助检查：对妊娠合并心脏病，除了需详细询问健康史、进行身体评估外，还可结合以下相关辅助检查作出判断。①心电图检查：可帮助诊断心律失常、心肌缺血、心肌梗死及梗死的部位等。②24 h动态心电图：持续24 h监测，可帮助提供心律失常的持续时间和频次，协助间歇性或阵发性心律失常和隐匿性心肌缺血的诊断。③超声心动图：可精确反映各心腔大小、心瓣膜结构及功能情况。④心肌酶学和肌钙蛋白检测：了解有无心肌损伤和心肌损伤程度。脑钠肽的检测还可作为有效判断有无心衰和预后的指标。⑤胎儿评估：产科B超检查、电子胎心监护等，可评估胎儿宫内健康状况，判断有无胎儿生长受限、胎儿窘迫等。

3. 心理–社会状况

随着妊娠的进展，心脏负荷逐渐加重。由于缺乏相关知识，孕产妇及家属的心理负担较重，甚至出现焦虑心理而不能合作。如果分娩不顺利，产妇可出现心情抑郁，少言寡语。因此，应重点评估孕产妇及家属的相关知识掌握情况、孕产妇心理状况。

五、护理措施

1. 非孕期

心脏病妇女在妊娠前应进行妊娠风险咨询和评估，根据心脏病类型、病变程度、心功能分级、是否需要手术矫治等具体情况，综合判断耐受妊娠的能力。不宜妊娠者，应指导其采取有效措施严格避孕。对可以行矫治手术者，建议在妊娠前行手术治疗，术后评估妊娠风险。必要时接受遗传咨询。

2. 妊娠期

1）加强孕期保健

自妊娠早期开始定期进行产前检查。建议在二级以上医院规范进行孕期保健。妊娠风险高者，应相应增加产前检查次数。妊娠32周以后，每周检查1次，每次检查均应进行妊娠风险评估，同时须接受多学科共同诊治，重点评估心脏功能情况和胎儿宫内情况，并根据病情需要增加产检次数，若孕期经过顺利，应在36～38周提前住院待产。若有心力衰竭的表现，应立即住院治疗。

2）严密观察病情

使用NYHA分级评估心功能状态，记录活动耐量和症状变化。每日监测体重，警惕液体潴留和心力衰竭加重。监测孕妇的呼吸、心率、血氧饱和度、有无活动受限和发绀等，尤其注意识别早期心力衰竭的征象：①轻微活动后即出现胸闷、心悸、气短；②休息时心率超过110次/min，呼吸超过20次/min；③夜间常因胸闷而需要坐起呼吸，或需到窗口呼吸新鲜空气；④听诊肺底部出现少量持续性湿啰音，咳嗽后不消失。如出现上述征象应及时处理。

3）预防心力衰竭

（1）充分休息：根据心功能状况，减少或者限制体力劳动，避免劳累，保证每日10个小时的睡眠时间，休息时宜取半卧位或左侧卧位。协助患者经常变换体位，活动双下肢，预防血栓形成。

（2）合理营养：①低盐饮食。适当限制摄盐量，每日食盐摄入量一般为4～5 g或以下，以免加重心脏负担。②控制液体摄入。根据心功能状态控制液体摄入量，防止液体潴留。③均衡营养。保证足够的蛋白质和维生素摄入，给予高蛋白、高维生素、低盐、低脂及含铁、钙丰富的食物。④少食多餐。采用少食多餐的方式，避免一次性进食过多增加心脏负担。⑤多摄入新鲜蔬菜和水果，防止便秘。⑥及时补充铁剂，预防妊娠期贫血。⑦适当控制体重增长，整个孕期体重增长应不超过 12.5 kg，以免加重心脏负担。

（3）积极预防和治疗心力衰竭的各种诱因：如感染、贫血、妊娠期高血压疾病、低蛋白血症、血栓栓塞症、心律失常、甲状腺功能亢进、疲劳、情绪激动等。因此，孕妇应注意保暖，避免出入人多的公共场所。有感染征象时遵医嘱给予抗感染治疗。积极预防和治疗贫血。严格控制入量和输液速度，密切监测心率、心律、呼吸、血压、血氧饱和度变化。

（4）心理护理：密切关注孕妇身心状况及情绪变化，主动给予关心和帮助。耐心向孕妇及家属解释病情、治疗情况，介绍妊娠合并心脏病的相关知识，以减轻孕妇及家属的焦虑心理。完善家庭支持系统，鼓励家属陪伴与支持。

3. 分娩期

根据心功能状况、胎儿情况、宫颈条件等选择合适的分娩方式。

1）阴道分娩的护理

心功能Ⅰ～Ⅱ级、胎儿不大、胎位正常、宫颈条件好者可阴道试产。需密切观察产程进展，防止心力衰竭的发生。

（1）第一产程：宜采取左侧卧位，避免仰卧导致的仰卧位低血压综合征的发生。给予持续心电监护，严密监测心率、呼吸、血压和血氧饱和度，并动态评估产妇心功能状况，及时识别早期心力衰竭的症状及体征。密切观察产程进展及胎儿宫内情况，使用电子胎心监护进行持续监测。给予持续吸氧，必要时使用面罩高流量给氧。观察产妇情绪变化，积极消除紧张情绪，必要时遵医嘱给予镇静剂。对使用强心药的产妇，注意用药后观察。

（2）第二产程：宫口开全后，避免产妇屏气用力及增加腹压，指导并鼓励产妇通过呼吸及放松技巧减轻不适感。采取措施缩短第二产程，必要时行产钳术或胎头吸引术，以减少产妇体力消耗。同时做好产妇心力衰竭及新生儿的抢救准备。

（3）预防产后出血及感染：胎儿娩出后，应立即肌内注射或静脉滴注缩宫素 10～20 IU，及时娩出胎盘并按摩宫底，以促进子宫收缩，防止产后出血加重心肌缺血，诱发心力衰竭。心脏病产妇禁用麦角新碱，以防静脉压增高。妊娠期使用抗凝药治疗者，分娩前遵医嘱及时停用抗凝药。腹部放置沙袋并持续加压 24 h，防止腹压骤降而诱发心力衰竭。严格控制输液速度及补液量，以免增加心脏负荷。各项操作严格遵循无菌操作原则，并遵医嘱使用抗生素预防感染。

2）剖宫产的护理

对于有产科指征及心功能Ⅲ～Ⅳ级者，应选择剖宫产终止妊娠，并主张对心脏病孕妇放宽剖宫产指征。胎儿娩出后腹部加压沙袋，使用缩宫素预防产后出血，继续遵医嘱使用抗生素防止感染。不宜妊娠者，可行输卵管结扎。控制输液总量与输液速度。给予有效镇痛，以减轻疼痛引起的应激反应。

3）心理护理

提供舒适、安静的分娩环境，陪伴孕产妇，给予生理和情感上的支持与鼓励，及时告知产程进展情况，以取得配合，动态观察产妇心理状态，缓解紧张、焦虑或恐惧心理，保持产妇情绪平稳。

4. 产褥期

1）病情观察

产褥期应严密监测产妇生命体征及心功能状态，注意其主诉，正确识别早期心力衰竭的征象。同时注意观察产妇会阴切口或腹部切口的愈合情况、恶露量及性状等。严重和复杂心脏病者需行持续心电监护、CVP 和血氧饱和度监测、动脉血气监测、尿量监测，直至生命体征恢复平稳为止。

2）预防心力衰竭及感染

（1）产后 72 h 内，产妇心脏负荷仍很重，加之子宫收缩、伤口疼痛、分娩疲劳、体力消耗、新生儿哺乳等因素，需警惕心力衰竭的发生。因此，应密切监测产妇的体温、脉搏、呼吸、血压、血氧饱和度等生命体征，以及有无胸闷、气促、心悸、呼吸困难等自觉症状，及早识别早期心力衰竭的征象。

（2）严格控制输液速度和输液总量，避免加重心脏负担。

（3）保证产妇休息，严格限制陪伴和探视，治疗及护理操作尽量集中进行。在心功能允许的情况下，产妇可早期下床适度活动，以防深静脉血栓形成。指导产妇进食低盐、清淡、易消化的食物，少食多餐，防止便秘，必要时遵医嘱给予缓泻剂。

（4）预防感染：注意保暖，预防上呼吸道感染。加强会阴护理，指导勤换会阴垫及内裤，保持会阴部清洁。注意口腔卫生。继续遵医嘱使用抗生素预防感染。

（5）母乳喂养：心脏病妊娠风险低且心功能Ⅰ～Ⅱ级的产妇可进行母乳喂养，但应避免过劳，保证充足的睡眠和休息。对于心功能Ⅲ级及以上、严重心脏病（即使心功能Ⅰ级）或长期口服华法林的产妇不建议哺乳，应指导其及时回奶，并对新生儿行人工喂养。

3）预防产后出血

产后继续使用缩宫素 10～20 IU 静脉滴注或肌内注射，也可使用其他促子宫收缩药物，如卡贝缩宫素等，预防产后出血。术后 24 h 若子宫收缩良好、阴道流血不多，可恢复抗凝治疗。原应用华法林者术后最初数日可应用低分子肝素皮下注射。

4）心理护理

评估产妇身心状况及家庭功能，与家人一起制订产妇康复计划，采取渐进式、恢复其自理能力为目的的护理措施。若心功能状态尚可，鼓励产妇适当地参与照顾婴儿的活动。可以进行母乳喂养的产妇，应给予床旁指导，以增进母子感情。若新生儿有疾病或死亡、母婴分离等情况，应密切关注产妇情绪变化，允许其表达情感，及时给予安慰和帮助，预防产后抑郁症的发生。

六、健康指导

孕期保持良好的生活习惯，确保充足休息，避免劳累。注意合理均衡的饮食，选择低盐、高维生素、优质蛋白质的食物。保持心情舒畅。注重防寒保暖，避免呼吸道感染，保持会阴部清洁，产褥期避免盆浴和性生活。采取正确的避孕方式，对于不宜再次妊娠的阴道分娩者，若心功能良好，可在产后 1 周进行绝育术；若有心力衰竭，应在心力衰竭控制后进行。未做绝育术的产妇需严格避孕，防止非意愿妊娠。产后 42 天应门诊复查，并根据病情及时于心内科门诊复诊，积极治疗原发心脏疾病。

第四节　妊娠合并病毒性肝炎

一、概述

病毒性肝炎是由肝炎病毒引起的以肝脏病变为主的传染性疾病，致病病毒包括甲型肝炎病毒（hepatitis A virus，HAV）、乙型肝炎病毒（hepatitis B virus，HBV）、丙型肝炎病毒（hepatitis C virus，HCV）、丁型肝炎病毒（hepatitis D virus，HDV）及戊型肝炎病毒（hepatitis E virus，HEV）5 种。除乙型肝炎病毒为 DNA 病毒外，其余均为 RNA 病毒。妊娠合并病毒性肝炎是指孕妇在妊娠期间感染肝炎病毒（如甲型、乙型、丙型、丁型、戊型肝炎病毒）或原有肝炎病毒感染的病情加重。妊娠合并病毒性肝炎的总体发病率为 0.8%～17.8%，我国是乙型肝炎的高发国家，妊娠合并重型肝炎仍是我国孕产妇死亡的重要原因之一。

二、病因及发病机制

妊娠、分娩及产褥期的肝脏结构和功能均发生变化：①妊娠期基础代谢率增高，营养物质消耗增多，肝内糖原储备减少，对低糖耐受能力降低；②妊娠期大量雌激素在肝内灭活，妨碍肝脏对脂肪的转运和胆汁的排泄，导致血脂升高；③胎儿代谢产物需经母体肝脏代谢解毒；④分娩时因体力消耗、缺氧、酸性代谢产物增多及产后出血等因素，肝脏负担加重。上述生理变化虽不增加肝脏对肝炎病毒的易感性，但可使肝炎病情进展。妊娠期间若伴发其他合并症或并发症，也可能引起肝损害，部分临床表现易与病毒性肝炎混淆，增加诊治的复杂性和难度。

三、健康评估

1. 健康史

询问疾病史、用药史（如有无使用过含有雌、孕激素的药物）、家族史（如患者的母亲或姐妹是否有妊娠期肝内胆汁淤积症的病史），注意与肝胆石症、病毒性肝炎、急性脂肪肝、子痫前期、HELLP 综合征等相鉴别。

2. 身体状况

1）症状与体征

（1）皮肤瘙痒：详细评估瘙痒开始的时间、持续的时间、部位及伴随症状，如恶心、呕吐、腹痛、失眠、食欲减退等。妊娠期肝内胆汁淤积症（intrahepatic cholestasis of pregnancy，ICP）患者的皮肤瘙痒通常呈持续性，白昼轻、夜间加剧。瘙痒一般始于手掌、脚掌，继而向肢体近端延伸，甚至可发展到面部皮肤，但很少侵及黏膜。评估患者皮肤是否受损、出现抓痕。

（2）黄疸：部分患者可出现轻度黄疸。评估患者黄疸的程度，询问患者的尿色是否变深、粪便颜色是否变浅、皮肤巩膜有无黄染。

（3）其他：少数孕妇出现较轻的上腹部不适、恶心、呕吐、食欲减退、腹痛及轻度脂肪痢。

2)辅助检查

(1)实验室检查：①血清总胆汁酸(total bile acid，TBA)测定：空腹血清总胆汁酸测定是诊断ICP最主要的实验证据，也是监测病情与治疗效果的重要指标。②丙氨酸氨基转移酶(ALT)和天冬氨酸氨基转移酶(AST)测定：多数患者轻至中度升高，ALT较AST更敏感。

(2)病毒学检查及肝脏超声检查：以排除患者病毒感染及肝胆基础疾病。

(3)胎儿监测：通过胎动、电子胎心监护及超声检查等密切评估胎儿情况。

3.心理－社会状况

孕妇及家属可能对疾病知识的认知不足，应评估孕妇及家属对该病的认知，了解他们的情绪波动及心理状况，及时做好病情告知。

五、护理措施

1.孕前处理

感染HBV的女性应在妊娠前行肝功能、血清HBV DNA检测以及肝脏超声检查。最佳受孕时机为肝功能正常、血清HBV DNA低水平、肝脏超声无特殊改变。使用干扰素抗病毒治疗者，建议停药6个月后再考虑妊娠；长期使用核苷类药物抗病毒治疗者，备孕时首选替诺福韦，妊娠后可继续使用。

2.妊娠期处理

轻症急性肝炎，经积极治疗后好转者可继续妊娠，治疗期间需与专科医生共同制定诊疗方案，主要治疗措施包括护肝、对症、支持疗法等。治疗期间严密监测肝功能、凝血功能等指标。慢性活动性肝炎者妊娠后若病情加重，治疗效果不好，应考虑终止妊娠。

3.分娩期处理

分娩前根据肝功能、凝血功能及产科指征选择自然分娩或剖宫产，备好血液制品；产程中应密切观察，积极处理，避免产程过长；妊娠合并病毒性肝炎者产后出血风险较高，需做好产后出血的防治工作。

4.产褥期处理

注意休息和护肝治疗。产后应继续监测肝功能，警惕病情加重。选择肝损害较小的抗菌药物防治感染。HBsAg阳性孕妇，无论HBeAg阳性还是阴性，其分娩的新生儿在经过主动及被动免疫后，均可以母乳喂养，无须检测乳汁的HBV DNA。因病情严重不宜哺乳者应退奶，可选择生麦芽口服或芒硝外敷乳房，禁用雌激素等对肝脏有损害的退奶药物。

5.重型肝炎的处理

一旦孕妇出现病情恶化，有进展为重型肝炎的可能，需立即收治入院，并进行多学科协同诊疗。

(1)护肝治疗：主要目的是防止肝细胞坏死、促进肝细胞再生、消退黄疸。常使用护肝药物、肝细胞膜保护剂、解毒保肝类及利胆类药物。

(2)相关并发症的处理：①防治肝性脑病：主要措施包括去除诱因(如严重感染、出血、电解质紊乱等)，保持排便通畅，减少肠道氨等毒性产物的吸收，根据病情调整营养素的供给，使用降低血氨的药物，改善脑功能，必要时可采用人工肝支持治疗。②改善凝血：合并凝血功能异常时，可输注新鲜冰冻血浆与冷沉淀等改善凝血功能；③防治肝肾综合征：维持有效循环血量和水电解质平衡，避免使用对肝肾有损害的药物。④防治感染：重型肝炎患者易发生胆道、腹腔、肺部等部位的感染，可选择经验性抗感染药物，并积极行病原学检查，及时根据病原学检测及药敏试验结果调整用药。

（3）产科处理：积极控制病情的同时，宜尽快终止妊娠，分娩方式以剖宫产为宜。妊娠合并重型肝炎患者产后出血风险高，需积极防治产后出血；若出现难治性产后出血且各种治疗措施效果不佳时，宜及时行子宫切除术。

六、健康指导

产前检查时应定期筛查肝功能水平。保持生活环境清洁，温度适宜。保证充足休息，避免过度劳累，急性期需卧床休息。病情稳定后，可适当进行轻度活动，如散步。休息时宜取左侧卧位，保证充足的睡眠。进食高蛋白、高维生素、低脂肪、易消化的食物，鼓励少食多餐，多吃新鲜蔬菜及水果，避免辛辣刺激性食物。学会正确的数胎动方法，如未觉胎动、胎动频繁或减少，应及时告知医护人员。加强胎动自我监测，如出现胎动异常、宫缩、腹痛、腰酸、阴道流液或流血、皮肤发黄或尿量减少等症状，应及时就诊。产后定期复查肝功能及相关生化指标，并在再次妊娠前做好孕前咨询。

▶ 第五节　情景案例

【孕妇信息】

李女士，32岁，已婚，怀孕35周，身高165 cm，体重72 kg（孕前体重55 kg）。患者定期正规产检，唐氏筛查、无创胎儿DNA检测均为低风险，B超检查提示宫内妊娠35周，ROA，单活胎，胎心率150次/min；近两天来感觉疲乏、头痛、视物不清。测血压为145/95 mmHg，24 h尿蛋白（−）。子宫大小与孕周相符，产科专科检查正常。

【情景】

医生建议李女士定期监测血压，适当进行孕期运动。李女士对妊娠期高血压有诸多疑问，且不知晓如何监测血压。你作为接诊护士，在了解到李女士的情况后，决定采用Teach-back的健康教育模式对其进行健康教育指导。

【健康教育过程及解析】

护士：（微笑，语气轻柔）李女士，您好！我是护士小周。您是不是对孕期血压异常情况感到有些担忧？我特别想和您聊一聊，可以吗？

李女士：（微微皱眉，眼神中透露出担忧）是的，我担心妊娠高血压可能会影响到宝宝的健康，但我不太清楚具体会有哪些影响。

第一步：信息传递

护士：（坐到李女士旁边，语气温和）李女士，我太理解您这种担心啦，不过您不用过于焦虑哦。妊娠期高血压的发病原因挺复杂的，简单来说，就是身体里的血压调节机制出现了一些问题。如果血压一直控制不好，血管就容易痉挛、受伤，这样一来，各个脏器得到的血液就减少了，对您和宝宝的健康都有威胁。所以，咱们必须重视起来。在家做好血压监测特别关键，每天在固定的时间段，比如早上8点和晚上8点，采用相同的体位，坐着或者躺着都可以，但每次要保持一致，用同一台血压计测量，然后认真把高压、低压还有心率的数据记录下来。另外，定期产检也不能马虎，每次产检医生都能及时掌握您和宝宝的状况，有任何问题都能第一时间发现并处理。

李女士：原来是这样，那我该怎么配合才能让自己和宝宝都好呢？

护士：(耐心地讲解，并用手比画)您每天要保证充分的休息，至少睡够 8 个小时，午休也别省哦。睡觉的时候尽量采取左侧卧位，这样可以改善胎盘的血液循环，给宝宝提供足够的氧气。同时还需要保持心情愉快，良好的心情有助于预防妊娠期高血压并发症。饮食上呢，口味要清淡些，做菜少放点盐，少吃油腻、油炸的食物，多吃富含蛋白质、维生素以及铁、钙、锌的食物。

解析：

护士以温和且通俗易懂的方式，结合日常场景，向李女士解释妊娠高血压的相关知识，全面提升了李女士对该疾病的认知水平，让其深入了解疾病及应对方法。这不仅完成了关键知识的初步传授，也为后续的互动和自我管理奠定了坚实基础。

第二步：要求复述

护士：(目光温和地看着李女士)李女士，为了确保您对这些重要信息都清楚了，能否请您用自己的话，和我说一下孕期控制血压需要注意哪些方面？

李女士：(思考片刻后回答)嗯……要每天在固定时间用同一血压计测血压，还要记下来。得保证休息，睡觉左侧躺，心情要好，饮食上少吃盐和油腻的，多吃有营养的，像瘦肉、蔬菜、水果，还要补钙。另外，要按时去产检。

护士：(微笑着，竖起大拇指)您总结得又全面又准确。您看，您已经把这些要点都掌握得很好了，只要咱们按部就班地做好这些，就能最大限度保障您和宝宝的健康。您是不是也更有信心了？

李女士：(脸上露出一丝放松)好的，听您这么一说，我心里踏实多了。

解析：

护士通过要求李女士复述信息，直观地评估她对第一步所传递知识的理解和掌握程度。在李女士准确复述后，及时给予肯定和鼓励，增强其自我管理的信心和积极性，同时也强化了她对这些重要信息的记忆。

第三步：评估理解

护士：(轻声询问)李女士，您知道如何正确测量血压吗？比如袖带怎么绑、测量前要注意什么，都清楚吗？

李女士：(面露犹豫)不太了解，能再详细说说吗？

护士：(拿起血压计，开始现场示范)没问题。您看，测量前 30 分钟内，要避免剧烈运动、喝咖啡或浓茶，先安静休息 10~20 分钟。绑袖带的时候，要把袖带平整地缠在上臂，中心位置与肘窝上方 2~3 厘米处对齐，松紧度以能伸进一到两根手指为宜。然后按下开始键测量，测量过程中保持安静，不要说话或者乱动。您觉得这样清楚了吗？要不您自己试着操作一下？

李女士：(接过血压计，尝试操作)像这样吗？

护士：(在一旁指导，适时点头)非常棒，您学得真快！

李女士：如果监测血压过高怎么办呢？

护士：需休息 1 小时后，再用同样的方法复测一次。如果您第一次是左侧卧位时测量的，复测时就翻身改成仰卧位，躺 5 分钟后再测，这样能确保血压值的准确。复测完不管结果怎样，都要及时把数据记下来，并且告诉医生。

李女士：嗯嗯，谢谢您的解答。除此之外，我该怎么了解宝宝的情况呢？

护士：您可以通过每日自数胎动来监测宝宝的宫内情况。您知道怎么数胎动吗？

李女士：每天在固定时间数，每个小时不少于 3 次？

护士：(补充解释)您说对了一部分。更准确的是，每天固定时间，每次计数 10 次胎动并记录所用时间。如果 2 小时胎动数不到 10 次，那就得赶紧去医院，这有可能是宝宝在宫内缺氧了。这个方法您记住了吗？

解析：

护士针对血压测量和胎动监测这两个关键的自我监测环节，深入询问李女士的理解情况，并通过现场示范、让其实际操作以及进一步提问等方式，全面评估她的掌握程度。对于李女士理解模糊或不准确的地方，及时给予详细讲解和纠正，确保她能够准确、熟练地掌握自我监测的方法。

第四步：重复和强化

护士：(表情认真，语气诚恳)李女士，咱们再一起回顾一下几个特别重要的知识点。每天的血压监测一定要按时、规范地进行，记录数据的时候千万别马虎。如果出现头晕、眼花、心慌、肚子不舒服这些症状，不管轻重，必须马上到医院。此外，左侧卧位休息、保持好心情、合理饮食，这些日常的注意事项，从现在开始一直到分娩，都得严格坚持。您想想，还有哪些地方您觉得需要我再强调的？

李女士：(认真思考后回答)饮食方面，您再说说哪些食物不能吃吧。

护士：(耐心回应)腌制食品，如咸菜、腊肉，这些含盐量特别高，要尽量不吃。还有各类油炸食品，如炸鸡、薯条，它们油脂多、热量高，不利于血压控制，也得少吃。甜品，如蛋糕、糖果，吃多了容易导致血糖波动，也得适量控制。您记住了吗？

李女士：(坚定地点头)好的，我记住了。

解析：

护士与李女士一起回顾重要的健康管理要点，针对可能被忽视或遗忘的关键信息，如症状观察、日常注意事项等进行重点强调。同时，根据李女士的提问，再次详细说明饮食禁忌，通过重复和强化，加深她对这些信息的记忆，确保她能够在日常生活中确切落实各项健康管理措施。

第五步：鼓励提问

护士：(微笑着，眼神关切)李女士，关于妊娠高血压的应对、日常的自我监测和护理，您还有任何疑问吗？

李女士：(脸上露出轻松的笑容)暂时没有了，您今天讲得特别清楚，我都明白了，谢谢您！

护士：(亲切地回应)不用客气，这都是我应该做的。如果之后您有了新的问题，或者身体出现什么不一样的情况，随时联系我们。祝您和宝宝一直健健康康！

解析：

护士主动鼓励李女士提出疑问，展现出持续的关怀与支持，确保孕妇能充分获取所需信息。

第六章

孕期营养管理

🔊 学习目标

【知识目标】
1. 能够阐述孕期常见的营养问题及护理措施;
2. 熟知孕期营养对母婴健康的影响及孕期营养管理的重要性。

【能力目标】
1. 能够正确评估孕妇的营养状况;
2. 能运用本章知识为孕妇开展孕期营养健康教育。

【素质目标】
提升护生与孕妇及家属沟通交流的能力,以达到良好的孕期营养健康教育效果。

▶ 第一节　概述

一、孕期营养的重要性

孕期是胎儿机体组织器官形成和发育的重要时期,胎儿在母体内的生长发育依赖于孕妇的营养状态。孕期营养管理是保障母婴健康的重要措施之一,合理的膳食搭配和科学的营养素补充将有助于促进和改善孕妇的营养与健康状况。孕妇可以为自己和胎儿创造一个健康的成长环境,从而降低发生不良出生结局的风险。

二、孕期营养的需求特点

1. 孕早期营养需求特点

孕早期(第1周至第13周末)胚胎的生长速度缓慢,每天在母体内的增长为1 g左右,母体的相关组织及胎盘增长变化不明显,与孕前所需的能量相似。但孕早期是胚胎细胞分化增殖和主要器官形成的关键期,是胎儿生长发育的重要阶段。胚胎对各种不良环境因素(如营养不良、药物、辐射等)较敏感,这些因素均可能导致胚胎发育不良。此外,约有半数以上的孕妇由于孕早期子宫内膜的变化和体内激素的作用,常在饭后或清晨出现恶心、呕吐或食欲不振的现象,这被称为早孕反应。早孕反应往往会减少孕妇营养素的摄入,导致孕早期营养不良。

2. 孕中晚期营养需求特点

在孕中晚期,胎儿及母体相关组织增长、蛋白质和脂肪蓄积过程加速,母体在雌激素、孕激素、胎盘激素等激素作用下,分解及合成代谢活动均明显增强。从孕中期开始,孕妇的基础代谢率逐渐升高,与未孕期相比,孕晚期增加 15% ~ 20%,基础代谢耗能大约增加 150 kcal/d,因此需要消耗更多的能量。母体需合成大量蛋白质,用于构成胎儿组织、羊水及胎盘等,同时满足自身子宫和乳房的扩大以及血容量的增加;此外孕妇还需为分娩和产后泌乳储备营养。孕中期由于早孕反应的消失,孕妇胃口变好,能正常食用各类食物,体重增加幅度较大。孕晚期是胎儿快速发育的关键时期,此时胎儿开始储存营养,皮下脂肪堆积明显,对各种营养素的需求也达到高峰。因此,孕妇在孕晚期易出现缺钙、缺铁性贫血等营养缺乏并发症。

三、孕期营养对母婴健康的影响

孕妇的营养状况不仅关系到其自身健康(如妊娠并发症),还影响妊娠进程、胎儿发育、新生儿健康,甚至子代成年期患营养相关慢性病的风险。孕期某些营养素缺乏或过量可导致不良出生结局,如早产、低出生体重及出生缺陷(神经管畸形)等。目前经济条件越来越好,孕期营养不良的发生率已明显降低,但由膳食营养不平衡导致的妊娠期并发症、胎儿先天畸形以及胎儿生长发育受限等不良事件却显著增多。因此,孕期提供科学合理的膳食营养,不仅是胎儿正常成长的基础,也是母体健康孕育的保障。

1. 孕期营养对母体的影响

1)孕期营养与妊娠糖尿病

妊娠糖尿病(gestational diabetes mellitus, GDM)已成为妊娠期最常见的并发症之一。GDM 是指在孕期首次发病或发现的糖尿病,会引起不同程度的碳水化合物、蛋白质和脂肪代谢异常。GDM 的发生与孕妇营养结构不平衡、摄入过多数量与种类的碳水化合物和脂肪密切相关。孕期超重及肥胖是 GDM 的高危因素,孕期饮食不合理可使孕期营养摄入过剩或不均衡,进食脂肪总量过多可引起过度能量摄入、体重增加或肥胖,从而导致糖耐量异常和胰岛素抵抗,最终造成血糖升高。GDM 不仅会增加不良妊娠结局的风险,如自然流产、酮症酸中毒、产后出血、巨大儿、早产、胎儿畸形、胎儿死亡和新生儿低血糖等多种并发症,还会对母婴的长期健康产生不良影响,患有 GDM 的孕妇及其子代在未来发生 2 型糖尿病和心血管疾病的风险也将显著增加。

2)孕期营养与妊娠期高血压疾病

妊娠期高血压疾病(hypertensive disorders of pregnancy, HDP)是全球范围内严重威胁母婴健康的疾病,营养因素与该疾病的发生及发展密切相关。已有研究证实,膳食营养元素摄入失衡与 HDP 密不可分,高热量、高饱和脂肪酸、高胆固醇、低不饱和脂肪酸、蛋白质摄入过多或不足、低膳食纤维、低维生素(叶酸及其他 B 族维生素、维生素 D、维生素 C、维生素 E)、高钠、低钾、低钙、低铁、低镁、低硒等都是 HDP 的发病高危因素。研究发现,BMI 高的孕妇发生 HDP 的风险是正常 BMI 孕妇的 9 倍。孕前超重、肥胖及孕期体重增长过多，会使妊娠期胰岛素抵抗的发生率升高，而胰岛素抵抗与 HDP 的发生有着密切的关系。因此，平衡饮食结构、合理摄入能量、控制体重增长可有效减少 HDP 的发生。

3) 孕期营养与孕期贫血

贫血是孕期较常见的合并症，严重威胁母儿健康。贫血对母婴均可造成近远期的影响，是孕期预防保健的重要内容。孕期贫血有多种原因，其中以缺铁性贫血 (iron deficiency anemia, IDA) 最为常见，占妊娠期贫血的绝大多数。由于胎儿生长发育需要大量的营养，同时母体血容量增加，血液稀释，孕期母体对铁的需求量增加，胎儿组织和母体骨髓共同竞争母体血清中的铁，通常胎儿组织占优势，即无论母体是否缺铁，胎儿总是按需摄取。因此，孕期母体易发生 IDA。轻度孕期贫血对孕妇本身影响不大，但发生在孕早期可导致流产，同时升高分娩期低出生体重儿、小于胎龄儿的发生率。中、重度贫血不仅升高孕妇早产及贫血性心脏病的发生率，还会使妊娠高血压或妊娠高血压性心脏病的发生风险增加，此外，在分娩期，胎膜早破、胎盘早剥、产妇病死率、剖宫产率也会升高。贫血还可降低孕妇妊娠期的免疫力，增加产褥感染风险，甚至危及生命。

2. 孕期营养对胎儿的影响

1) 孕期营养与胎儿体重

胎儿体重作为评估胎儿宫内生长发育及健康状况的关键指标之一，其重要性已被广泛认可。孕期膳食营养状况与胎儿体重存在密切关联。由于对孕期营养需求认识的不足，部分孕妇热量摄入过量，同时缺乏适量的体育活动。这些不良的生活习惯使得巨大儿的发生率呈现明显上升趋势。巨大儿不仅会对产妇和新生儿造成一系列近期伤害，如头盆不称、第二产程延长、肩难产、新生儿窒息、新生儿低血糖、新生儿缺血缺氧性脑病等，还会增加剖宫产及产后出血的风险，升高产妇和围生儿的死亡率。此外，巨大儿的发生还可能对后代的长期健康状况产生一系列负面影响，包括增加肥胖、2 型糖尿病、心脑血管疾病的发生风险。而低体重儿的围生期死亡率是正常体重儿的 4~6 倍。孕期蛋白质和能量摄入不足会提高低体重儿的出生率，并对其儿童期和青春期的体能与智力发展产生不利影响。

2) 孕期营养与胎儿出生缺陷

出生缺陷 (birth defect, BD) 是指婴儿出生前发生的身体结构、功能或代谢异常，包括先天性畸形、残疾和染色体异常。孕期营养对婴儿的健康发育至关重要，尤其是某些关键营养素的摄入，它们与出生缺陷的风险直接相关，包括发生率较高的神经管缺陷、先天性心脏病、先天性佝偻病、唇裂等。孕妇体内 B 族维生素水平不足，可能会导致胎儿在宫内发育迟缓，这不仅影响胎儿的生长速度，还可能对其各个系统的发展造成不利影响。此外，微量元素锌在胎儿的神经发育中扮演着至关重要的角色，如果膳食中锌的摄入量不足，可能会导致胎儿神经发育障碍，甚至可能增加胚胎出现先天性畸形和宫内停育的风险。维生素 D 的缺乏同样不容忽视，它会引起胎儿生长发育迟缓及佝偻病等问题，这些问题不仅影响儿童的正常生长，还可能对其骨骼发育产生长期的负面影响。国内外的研究已经证实，孕期缺乏叶酸会显著增加胎儿神经管缺陷、唇腭裂或先天性心脏病的患病风险。因此，孕妇补充足够的叶酸是预防这些出生缺陷的重要措施。

3) 孕期营养与胎儿长远影响

孕期营养对胎儿的影响是深远的。良好的孕期营养不仅能够促进胎儿的正常生长和发育，还对胎儿未来的健康状况和认知能力的形成具有决定性的作用。孕期营养不良会导致胎儿脑细胞的生长发育受到阻碍，影响 DNA 的合成以及脑细胞的增殖过程，从而可能对孩子的智力发育产生不利影响。在生命的早期阶段，孕期营养对免疫系统的发育起着至关重要的作用。通过饮食干预，孕期营养状况良好的孕妇，其婴儿在细胞免疫、机体功能调节、体液免疫等方面的表现通常会更好。然而，孕期营养的不足或过量都可能增加个体在成年后患上慢性疾病的风险，包括心脑血管疾病、高血压、糖尿病以及肥胖等。巨大儿的远期影响表现在出生后会继续维持出生前的体重增长趋势；而胎儿期的肥胖问题可能会延续至幼儿期、儿童期、青春期乃至成年期，这可能会导致一系列的代谢异常，并增加成年后发生肥胖、高血压、高血脂、糖尿病以及心脑血管疾病的风险。此外，孕期微量营养素的缺乏以及孕期贫血问题，也会影响婴幼儿心理行为及活动性、目标定向及协调性等行为的健康发展。例如，孕期微量营养素的缺乏可能会导致宝宝在儿童期出现学习能力下降、情绪不稳定和行为障碍等问题。

四、如何做好孕期营养指导

首先，要了解孕期早、中、晚各个不同阶段的生理变化特点，对孕妇的营养情况展开全面评估，并根据孕妇的实际情况做针对性的营养指导。其次，应加强孕期营养知识的宣教，指导孕妇通过均衡饮食、补充关键营养素、避免有害物质和定期产检等措施为自己的健康和胎儿的正常生长发育打下坚实的基础。最后，应纠正不良饮食习惯，使孕妇营养补充和体重增长处于合理水平，以减少后代巨大儿的发生风险，避免不良妊娠结局的发生，从而促进母婴健康。

第二节 常见的孕期营养问题

一、孕期各种营养素的补充

孕早期胎儿生长发育速度较慢，对能量和各种营养素的需求量没有显著增加，故应维持孕前平衡膳食。孕中期胎儿发育速度逐渐加快，母体相关组织的发育也逐渐加速，对营养的需求也随之增加，故应增加食物和各种营养素的供应。

1. 碳水化合物

碳水化合物是孕妇最经济有效的能量来源，为保障胎儿脑组织葡萄糖的供应，避免酮症酸中毒对胎儿的不良影响，孕妇在孕早期即使有孕吐反应，也应每天最少摄入 130 g 碳水化合物。孕中晚期，随着能量消耗增多，碳水化合物的供应量也应增多，孕中期应达到 260~340 g/d，孕晚期碳水化合物应达到 280~360 g/d。碳水化合物的来源可从富含膳食纤维的谷类、薯类以及根茎类蔬果中挑选。这些食物还能有效预防孕期便秘，调节血脂和血糖。

2. 蛋白质

蛋白质是合成母体相关组织、胎儿大脑及其他内脏等组织器官的重要物质基础，所以在孕期应保障蛋白质特别是优质蛋白质的摄入。《中国居民膳食营养素参考摄入量（2023 版）》推荐（以下简称 2023 版推荐）孕早期 55 g/d，孕中期 70 g/d，孕晚期 85 g/d，其中优质蛋白质如鱼肉、虾类及大豆类要占全部蛋白质的 50% 以上。

3. 脂类

脂类是满足胎儿大脑发育的重要物质，也是保证胎儿储备脂肪和母乳喂养所需的营养成分。中国营养学会推荐我国孕妇孕早期与非孕期烹调油量相似，为 25~30 g/d，避免对食物进行油炸。脂肪每日供能量占比应为 20%~30%，胆固醇的摄入量应<300 mg/d，相当于一个鸡蛋所含的胆固醇量。此外，脂肪中的 DHA、EPA 是胎儿大脑和神经系统生长发育的重要保障，海产品尤其是海鱼，富含 DHA。如果孕妇在孕前肥胖或孕期体重增长过多，应控制肥肉和奶油的摄入。

4. 矿物质

①钙：已有多项调查显示，我国孕妇普遍缺乏钙，钙摄入量明显不足。孕妇在孕早期应注意补充富含钙的食物，如酸奶、牛奶等其他奶类产品，建议摄入 300 mL/d。中国营养学会推荐孕早期钙的摄入量为 800 mg/d，孕中期为 1000 mg/d，孕晚期为 1200 mg/d。②铁：是孕期合成血红蛋白的重要组成成分，也是孕妇容易缺乏的微量元素之一。孕期铁摄入不足或吸收不良将导致妊娠期贫血，可引起胎盘供氧不足，导致胎儿宫内生长受限、早产儿、宫内死亡等不良妊娠结局。2023 版推荐孕早期铁参考摄入量为 18 mg/d，孕中期铁参考摄入量为 25 mg/d，孕晚期铁参考摄入量为 29 mg/d。③锌：孕期锌的缺乏可引起胎儿生长发育缓慢，已有研究证实，锌摄入不足将导致胎儿先天性畸形。2023 版推荐孕早、中、晚期膳食锌参考摄入量均为 10.5 mg/d，比《中国居民膳食营养素参考摄入量（2013 版）》提高了 1 mg/d，可耐受最高摄入量为 40 mg/d。水产品如生蚝、扇贝、食用螺蛳、梭子蟹、羊肉、牛肉、动物内脏、干果类和坚果类均为富含锌的食物。④碘：是人体必需且关键的微量元素，它对于中枢神经系统的发育不可或缺。碘是合成人体甲状腺激素的重要原料，碘的缺乏可导致甲状腺激素合成不足，最主要的危害是影响胎儿的脑发育和体格发育，进展为呆小症，从而造成不可逆的损伤。2023 版推荐孕早、中、晚期膳食碘参考摄入量均为 230 μg/d，可耐受最高摄入量为 500 μg/d。碘在人体内不能生成，需要靠外环境获取，我国居民碘的主要来源是碘盐、食物和饮水。海产品如海带、紫菜、虾米虾皮、海鱼等都属于富含碘的食物。为预防孕妇体内碘的缺乏，推荐孕妇每周食用 1~2 次含碘丰富的海产品。

5. 维生素

①维生素 A：主要作用是维持正常视觉功能，促进细胞生长和分化，维护皮肤和机体保护层，增强消化系统和呼吸系统抵抗疾病的能力。当孕妇缺乏维生素 A 时，可出现干眼症、夜盲症、皮肤干燥等问题，严重者会导致胎儿宫内发育迟缓、低出生体重儿、早产等情况。但是维生素 A 是一种脂溶性维生素，而脂溶性维生素的特点是在人体内容易蓄积，长时间大量摄入难以快速排除，容易导致中毒。特别是来自动物性食物中的维生素 A，维生素 A 中毒可能会导致恶心、食欲下降、呕吐、视物模糊、脱发、肌肉和胃部疼痛、嗜睡等症状，孕早期维生素 A 过量还会导致胎儿畸形、自发性流产。2023 版推荐孕早期每日膳食维生素 A 参考摄入量为 660 μg RAE（视黄醇活性当量），孕中晚期为 730 μg RAE，可耐受最高摄入量为 3000 μg RAE。胡萝卜、红薯、深颜色蔬菜、肝脏、蛋黄、鱼肝油等为富含维生素 A 的食物。饮食均衡和食物种类多样化可以满足孕妇每日维生素 A 的需求，无须额外补充。②维生素 D：是人体必需的脂溶性维生素，主要生理功能是调节体内钙、磷代谢，维持血浆钙、磷水平，从而维持骨骼的正常生长与发育。孕期对于无机盐中钙的需求量相应增加，缺乏维生素

D往往导致钙的吸收降低，可能引发孕妇骨质软化症，胎儿在子宫内生长受限，以及新生儿低钙血症等。然而，过量摄入维生素D容易引起新生儿高钙血症，导致维生素D中毒。2023版推荐孕早、中、晚期每日膳食维生素D参考摄入量为10 μg/d（400 IU），与非孕育龄妇女相同，可耐受最高摄入量为50 μg/d（2000 IU）。维生素D在食物中的含量并不高，如干香菇、鱼肝油、蛋黄、动物肝脏、牛奶、菠菜等食物中含有一定量的维生素D。此外，孕妇可以通过多晒太阳，多进行户外活动来补充维生素D，促进钙的吸收。对于维生素D缺乏的孕妇，可以口服鱼肝油或维生素D制剂。③维生素B_1：是葡萄糖代谢中关键酶的辅助因子，在维持脑内氧化代谢平衡方面具有重要作用。当孕妇维生素B_1缺乏时，可直接影响神经系统、心脏、胃肠道和肌肉组织功能，出现健忘、不安、易怒或抑郁、失眠、眩晕、食欲不佳等症状，这些症状极易与妊娠期的正常表现混淆，并且可能加重早孕反应。但孕妇长期缺乏维生素B_1会导致胎儿先天性脚气病。2023版推荐孕早期每日膳食维生素B_1参考摄入量为1.2 mg/d，与非孕育龄妇女相同，孕中晚期比孕早期增加0.2 mg/d，达到1.4 mg/d。粗粮、谷类、豆类、动物内脏、瘦猪肉、坚果类及干果类等均为富含维生素B_1的食物。烹饪富含维生素B_1的食材时，应不加碱、减少使用高压锅及不要高温油炸等，以免维生素B_1流失。④维生素B_2：为体内黄酶类辅基的组成部分。孕妇缺乏维生素B_2可影响机体的生物氧化，导致出现口角炎、唇炎、舌炎、眼结膜炎等，严重缺乏时甚至会影响胎儿的生长发育。此外，维生素B_2还会影响铁的吸收，当其缺乏时可能导致缺铁性贫血。2023版推荐孕早期每日膳食维生素B_2参考摄入量为1.2 mg/d，与非孕育龄妇女相同，孕中期为1.3 mg/d，孕晚期为1.5 mg/d。孕妇在日常饮食中可以通过食用动物内脏、蛋黄、鱼类、奶类、部分蔬菜和水果类来补充维生素B_2。⑤叶酸：是一种水溶性B族维生素，孕期补充叶酸能够有效预防贫血，促进胎儿生长发育，预防胎儿的神经管缺陷，从而确保胎儿的健康发育。2023版推荐孕期膳食叶酸参考摄入量为在非孕期基础上增加200 μg DFE/d，达到600 μg DFE/d，可耐受最高摄入量为1000 μg DFE/d。孕妇在日常饮食中可以通过食用新鲜的蔬菜和水果类来补充叶酸，若蔬菜及水果类食物摄入不足，可在医生的指导下自孕中晚期开始小剂量补充叶酸（400 μg/d）直至分娩。⑥维生素C：具有多种重要作用，包括促进铁的吸收、抗氧化、促进钙的吸收和预防妊娠糖尿病等。孕期缺乏维生素C可导致孕妇胎膜早破、胎儿死亡等不良妊娠结局。2023版推荐孕早期膳食维生素C参考摄入量为100 mg/d，孕中、晚期推荐量为115 mg/d，可耐受最高摄入量为2000 mg/d。新鲜的蔬菜和水果类食物中含有丰富的维生素C，应保证足量摄入。

二、体重管理

1. 孕期体重管理的重要性

孕期体重管理是孕妇营养管理中不可或缺的重要环节，直接关系到胎儿能否正常生长发育。孕期体重的适当增长对于母婴双方的健康至关重要。孕期体重增长不足或过多都可能对孕妇和胎儿的健康产生不利影响。确保孕妇在孕期合理的体重增加，是保障胎儿正常生长发育的基础，同时也有助于降低孕期合并症的风险。此外，良好的孕期体重管理对于孕妇和胎儿的长期健康，特别是对慢性病的预防，起着至关重要的作用。因此，加强孕期体重管理显得尤为重要。

2. 孕期体重增长推荐标准

在2022年，国家卫生健康委员会针对孕期体重管理这一重要议题，特别考虑了孕期体重增长对小于胎龄儿和大于胎龄儿可能产生的综合影响，基于此，发布了《妊娠期妇女体重增长推荐值标准》这一卫生行业标准。该标准旨在为中国育龄妇女提供一个更加适宜的孕期体重增长推荐范围，相较于美国医学研究院的相关建议，它更加贴合中国妇女的实际情况。通过这一更新，国内在孕期体重管理领域的标准得到了进一步的规范和完善，从而有助于更科学、更系统地指导我国妊娠期妇女进行体重管理。为了方便理解和应用，标准中还详细列出了根据孕前 BMI 的不同，单胎妊娠妇女孕期体重增长范围及妊娠中期和妊娠晚期每周体重增长的推荐值。具体见表 6-1：

表 6-1 妊娠期妇女体重增长范围及妊娠中期和妊娠晚期每周体重增长推荐值

妊娠前 BMI 分类	总增长值范围/kg	妊娠早期增长值范围/kg	妊娠中期和妊娠晚期每周体重增长值及范围/kg
低体重（BMI<18.5 kg/m²）	11.0~16.0	0~20	0.46（0.37~0.56）
正常体重（18.5 kg/m²≤BMI<24.0 kg/m²）	8.0~14.0	0~2.0	0.37（0.26~0.48）
超重（24.0 kg/m²≤BMI<28.0 kg/m²）	7.0~11.0	0~2.0	0.30（0.22~0.37）
肥胖（BMI≥28.0 kg/m²）	5.0~9.0	0~2.0	0.22（0.15~0.30）

3. 孕期体重管理指导

1）知识宣教

为确保孕妇和胎儿的健康，医院门诊应定期组织并开展一系列关于孕期体重管理的知识讲座，向孕妇及其家属普及孕期体重管理不当可能带来的危害，强调孕期体重管理的重要性，提高孕妇在孕期体重管理方面的配合度。

2）体重监督

为了确保孕妇在整个孕期的健康状况，建立一个详尽的孕妇体重管理档案是至关重要的。这个档案将定期记录孕妇的饮食习惯、体重变化、血糖水平以及其他相关的健康指标。通过这些数据的持续跟踪，医生和营养师可以对孕妇的营养状况进行细致的评估，确保孕妇获得足够的营养，同时避免体重增长过快。此外，孕妇应进行自我监督和管理，通过每日自行测量体重并记录观察，了解体重控制情况。

3）均衡饮食

孕期体重管理关键在于均衡饮食。由于孕期营养素需求多于能量需求，因此仅增加食物摄入易导致体重过增。根据《中国居民膳食指南（2022）》，孕早期体重增长不显著，营养需求与非孕期相似，理想热量摄入为 30~35 kcal/kg；孕中、晚期胎儿快速生长，母亲需储备能量，每日增加 200 kcal 即可。孕期营养补充应分阶段，早期注重营养平衡，中晚期则需调整食物比例，确保营养素充分吸收。

孕早期严重孕吐者应少量多餐，确保摄入适量碳水化合物，避免饮食过量导致血糖升高和体重过快增长。血糖偏高者需减少碳水化合物的摄入，但不低于 300 g/d。肥胖孕妇应控制热量摄入，有助于减少孕期体重增加。体重增加不足者应选择易消化、口味清淡的食物，如水果和发酵乳。每日三餐热量分配应为早餐 10%~15%，午餐和晚餐各 30%，每次加餐约 10%。

4）规律运动

规律的孕期运动有助于提高胰岛素敏感度，降低血糖和血脂水平，控制体重增长，减少不良妊娠结局的风险。对于妊娠糖尿病孕妇，适度运动可以减少胰岛素的需求。此外，适量运动能增强肌肉力量，改善新陈代谢和血液循环，增加胎盘血流，提升心肺功能和盆底肌肉张力，促进胃肠蠕动，降低分娩干预概率，改善睡眠，增强自信心，减少产后抑郁，保持体形，促进产后恢复。

孕妇在无并发症和运动禁忌的情况下，应在医生指导下进行适度运动。推荐低至中等强度的有氧运动，如定时散步、负重走、臂屈伸等，并可结合游泳、孕妇操或瑜伽。运动时应有医护人员或家属陪同，以确保安全，并监测心率、血压等指标。若出现腹痛、流血、心慌、低血糖等症状，应立即停止运动并就医。

5）心理指导

孕期女性的心理应激反应与生理变化紧密相关。孕早期因初期身体不适，孕妇易出现焦虑、敌对的情绪；孕中期随着早孕反应消失和胎动出现，其心理状态趋于稳定；晚期则因围生期临近和身体功能下降，导致抑郁、恐惧、焦虑情绪增加。医护人员应根据孕妇心理特点提供心理干预和指导，缓解负面情绪，增强信心，提高体重管理依从性，鼓励社交活动，以促进正常分娩和母婴健康。

第三节　孕期营养的评估

一、孕妇体格的评估

体格评估包括测量孕妇的体重、身高以及计算体重指数（BMI），这些都是评估营养状况的基本指标。应在清晨空腹时测量体重，并在孕检预约时告知孕妇。体格测量指标应由合格的专业人员进行。定期测量体重可以及时发现孕妇营养过剩或不足的情况。通过体重和身高计算 BMI，根据孕前 BMI 可将孕妇分为低体重、正常体重、超重和肥胖四个类别。孕期体重变化通过孕期体重增长来衡量，即分娩前体重减去孕前体重。根据《妊娠期妇女体重增长范围和妊娠中晚期每周体重增长推荐值》，评估孕妇的体重增长情况。孕期体重增长过快或过慢都可能对母婴健康造成影响。体重过轻可能表示营养摄入不足，而体重过重则可能与肥胖、妊娠糖尿病、妊娠高血压等健康问题相关。

二、孕期生物化学指标的评估

孕期生物化学指标检测是评估孕妇和胎儿营养状况的关键，能准确反映营养素和代谢产物水平。通过血常规检查可以了解孕妇的红细胞、白细胞等血液成分，评估是否存在贫血、感染或其他血液疾病。其中，血红蛋白水平是反映孕妇贫血状况的关键指标，孕期贫血会影响胎儿的正常发育。通过血常规中的平均红细胞体积、平均红细胞血红蛋白含量等指标，可辅助判断贫血类型，以便采取相应的治疗措施。通过检测血生化指标，可以评估孕妇的代谢状况和营养摄入情况，检测项目包括肝功能、肾功能、血糖、血脂等。例如，肝功能指标中的白蛋白水平可反映孕妇的蛋白质营养状况；血糖检测能及时发现孕期糖尿病或低血糖等问题，若孕期血糖控制不佳，会增加胎儿畸形、巨大儿等风险。此外，还可以进行维生素和矿物质检测，如检测血清中的维生素 D、叶酸、钙、铁、锌等营养素水平，对于评估孕妇的营养状况至关重要。维生素 D 缺乏可能影响胎儿的骨骼发育和孕妇的钙吸收，导致孕妇出现骨质疏松等问题；叶酸缺乏则会增加胎儿神经管缺陷的发生风险。

三、超声检查评估

超声检查是孕期常用的检查方法之一，不仅可用于观察胎儿的生长发育情况，还能间接评估孕妇的营养状况。通过超声测量胎儿的双顶径、股骨长、腹围等指标，可以评估胎儿的大小是否与孕周相符。若胎儿生长受限，可能提示孕妇存在营养不良或其他健康问题，影响了胎儿的营养供应；反之，若胎儿过大，则可能与孕妇营养过剩、妊娠期糖尿病等因素有关。

四、临床症状评估

孕妇若出现某些特定的临床症状，可能意味着营养素的不足，医生可以通过观察这些症状来初步判断孕妇的营养状态。例如，面色苍白、乏力、头晕等表现，可能表明孕妇贫血，此时需要进一步检测血红蛋白水平以确诊；腿部抽筋的出现，可能暗示着缺钙；而牙龈出血则可能与维生素 C 的缺乏有关。需要注意的是，许多症状和体征并不具有特异性，比如乏力可能与贫血或甲状腺功能减退等多种情况有关，体重的改变可能与妊娠糖尿病、妊娠高血压等疾病相关。通常，这些症状和体征在营养素不足或过量的晚期才会显现。因此，临床症状评估不应作为营养评估的唯一手段，实验室检测对于早期发现和识别营养不足或过量具有重要作用。

五、妊娠期膳食评估

膳食调查是评估孕妇营养状况的基础方法之一。通过仔细询问孕妇的饮食习惯（包括食物种类、摄入量、饮食频率等），可以初步判断其营养摄入是否平衡且充足。通常采用的调查手段包括食物日记法和食物频率问卷法。食物日记法需要孕妇记录一段时间内摄入的所有食物和饮料，以便精确计算各种营养素的摄入量；而食物频率问卷法则是通过询问孕妇在一定时期内食用特定食物的频率，来评估其对某些营养素的摄入状况。例如，调查孕妇是否经常食用富含蛋白质的肉类、蛋类、豆类，以及富含维生素和矿物质的蔬菜、水果等。如果孕妇有挑食、偏食等不良饮食习惯，可能导致某些营养素摄入不足，例如长期不食用肉类可能造成蛋白质、铁等营养素的缺乏。

第四节 孕期营养的干预与促进

一、调整孕前体重至正常范围，保证孕期体重适宜增长

对于处于理想体重范围（BMI 为 18.5~23.9 kg/m²）的女性来说，孕育是最为适宜的。体重过轻或过重的女性可以通过均衡饮食和适量运动，逐步将体重调整至正常水平，并保持其稳定。对于体重不足（BMI<18.5 kg/m²）的女性，在备孕期间，可以适度增加食物摄入量，并

保持规律的运动习惯，建议每天额外进食 1~2 次，每次增加 100~200 mL 的牛奶以及 10~20 g 的坚果。对于体重超重（BMI 为 24.0~28.0 kg/m²）或肥胖（BMI≥28.0 kg/m²）的备孕女性，则需要改变不良的饮食习惯，减慢进食速度，减少高热量、高脂肪和高糖食物的摄入量。应优先选择富含膳食纤维、蛋白质和微量营养素的食物，在控制总热量的同时满足身体的营养需求。此外，建议通过增加运动量来消耗多余的脂肪，如每天进行 30~90 min 的中等强度或更高强度的运动。

二、补充叶酸，常吃含铁丰富的食物，选用碘盐

叶酸含量丰富的食物包括动物肝脏、豆制品、绿色蔬菜、各类水果以及坚果。在妊娠前每天摄取 400 μg 的叶酸，连续补充 3 个月，能够使红细胞中的叶酸浓度提升至有效预防胎儿神经管缺陷的水平；而在孕期继续每日补充 400 μg 的叶酸，能够满足身体所需。动物血液、肝脏以及红肉中富含铁质，且吸收率较高，建议每日食用 50~100 g 瘦肉，并且每周吃 1~2 次动物血或肝脏，每次 20~50 g，以满足身体对铁的需求。食用富含维生素 C 的蔬菜和水果，有助于提升食物中铁的吸收和利用效率。由于孕期对碘的需求增加以及孕早期的早孕反应可能影响碘的摄入，因此建议孕妇除了定期食用碘盐外，每周还应摄入 1 次富含碘的食物，如海带、紫菜等，以确保足够的碘储备。

三、孕吐严重者，可少量多餐，保证摄入足量的碳水化合物

对于孕吐显著或食欲不振的孕妇，无须过度关注饮食均衡与规律，可依照个人偏好选择清淡易消化的食物，并采取少量多餐的方式。为确保基础能量需求，每日至少需摄入含 130 g 碳水化合物的食物。优先选择富含碳水化合物且易于消化的食物，如米饭、烤面包、烤馒头片和面条等。糕点、根茎类蔬菜、薯类以及某些水果也含有丰富的碳水化合物，孕妇可根据口味挑选。食糖和蜂蜜等含有单碳水化合物，容易吸收，当进食量减少或孕吐严重时，可适量食用以快速补充所需的碳水化合物。若无法满足上述基本饮食要求，孕妇应咨询医生寻求帮助。

四、孕中晚期适量增加奶、鱼、禽、蛋、瘦肉的摄入

为了确保孕妇在孕中、晚期的营养需求得到满足，建议每日适量增加 50~100 g 的鱼、禽、蛋、瘦肉等动物性食品的摄入。在这些食物中，鱼类为首选，因其不仅提供了高质量的蛋白质，还富含 ω-3 多不饱和脂肪酸，这对妊娠 20 周后的胎儿大脑和视网膜功能的发展至关重要。每周摄入鱼类 2~3 次，可以有效促进胎儿的健康发育。此外，鱼类相较于其他动物性食品，脂肪含量相对较低，这有助于避免在孕中、晚期因增加动物性食品摄入量而导致的脂肪和能量摄入过多的问题，从而有助于维持孕妇的健康体重，预防孕期并发症。

五、适量身体活动，维持孕期适宜增重

在没有医学限制的情况下，孕妇进行体育锻炼是安全且有益的，对母体和胎儿都有好处。推荐在孕中期和晚期，每天进行 30 min 的中等强度运动。中等强度的运动会让心跳显著加速，运动后心跳达到最大心率的 50%~70%，此时会感觉稍微疲倦，但休息大约 10 min 即可恢复。适当的规律性锻炼不仅能够提升身体的耐受力，防止体重过度增加，还有助于预防

妊娠糖尿病以及未来可能发生的 2 型糖尿病。同时，体育活动能够提供积极情绪，增强肌肉的收缩能力，对自然分娩也有正面影响。

六、禁烟酒，愉快孕育新生命，积极准备母乳喂养

孕妇需远离烟草和酒精，同时也要避免吸入二手烟和污染的空气。烟草的烟雾中含有众多有害物质，这些物质能够通过主动或被动吸入的方式进入孕妇体内，导致母体和胎盘的血液中氧气含量减少，进而造成胎儿缺氧。孕妇饮酒可能会导致胎儿出现酒精中毒综合征，这种综合征的特征包括体重偏低、心脏和四肢畸形以及中枢神经系统发育不全。母乳喂养对母亲和婴儿都是最佳选择，任何替代品都无法与母乳相媲美。要实现成功的母乳喂养，不仅需要健康的身体，还需要心理上的积极准备。孕妇应该提前了解母乳喂养的好处，增强喂养意愿，掌握喂养的方法和技巧，为母乳喂养做好充分的准备。

第五节 情景案例

【孕妇信息】

张女士，34 岁，怀孕 22^{+3} 周，身高 163 cm，孕前体重 60 kg，现体重 72 kg，BMI 约为 27.4 kg/m^2。孕检结果显示贫血、血压高。她自述孕期无早孕反应且嗜睡，运动量低，平日喜欢吃水果和各种零食，日常口味偏重，喜欢偏油的米线和麻辣烫外卖等，主食以素食为主，而鱼禽肉蛋奶类食物几乎不吃。

【情景】

医生评估张女士的饮食习惯不健康，建议她均衡饮食，少食油腻及口味偏重的食物，食物多样化，合理补充铁剂，适当运动，控制体重增长。张女士对自己的孕检结果感到十分困扰，害怕体重增长过多导致妊娠高血压、妊娠糖尿病等并发症，更担心出现巨大儿、胎儿窘迫、新生儿窒息以及早产等不良妊娠结局。但是她不知道该如何均衡饮食，补充营养素，控制体重增长。护士了解张女士的情况后，决定采用基于知信行(KAP)的健康教育模式对其进行个性化的孕期营养指导。

【健康教育过程及解析】

护士：(微笑友善，语气柔和)张女士，您好！我是护士小何。听说您在孕期营养这方面有些小烦恼，我可以为您答疑解惑。

张女士：(眉头紧锁，满面愁容，重重地叹了一口气)唉，我能不困扰嘛！医生说我孕期不控制饮食，体重增长太多了，现在我既有妊娠高血压，又有缺铁性贫血，再这么继续吃下去，我的宝宝都可能有危险了！但是我又不知道该怎么均衡饮食，你能与我说说吗？

第一步：提供知识

护士：(给予安慰眼神)张女士，我非常理解您的困扰，不过您先别着急。在孕期饮食中，均衡膳食、多样化食物选择和适量增加营养素摄入，这几点特别关键。同时，您还需要改变不良的饮食习惯，吃饭时应细嚼慢咽。此外，如水果、各种零食，以及偏油的米线和麻辣烫等高热量、高脂肪、高糖的食物，要少吃。您可以多吃一些富含膳食纤维、优质蛋白质和微量营养素的食物，这样既能控制总的热量，又能满足您和宝宝的营养需求。而且您平时

运动也少,我建议您适当增加运动量,把多余的脂肪消耗掉,这样可以帮您更好地管理体重,控制您的血压及血糖水平,还能改善您缺铁性贫血的症状,预防妊娠高血压、妊娠糖尿病等并发症,宝宝也能在一个更健康的环境里发育呢!

张女士:(一脸惊讶)这样啊,我以前一直以为怀孕吃得越多越好,宝宝体重也是越重越好呢!而且水果不是多多益善吗?吃水果可以补充维生素,还可以让我的宝宝生得白白净净呀!

护士:(微笑着摇摇头,耐心解释)张女士,您这些都是以前老旧的错误观念了,目前已有证据表明,孕妇要是摄入太多高热量、高脂肪和高糖的食物,热量超标了,不仅容易生出体重超标的大胖娃娃,而且会增加难产的风险,还特别容易引发妊娠高血压这些并发症。在孕期无选择地拼命吃水果是片面的、不科学的,有些水果糖分非常高,过多摄入可能引发妊娠糖尿病。目前越来越多的指南推荐和鼓励孕妇进行科学合理的孕期营养管理。

张女士:(恍然大悟)好的,我明白了。那我体重如何增长才是正常的呢?

护士:(拿出纸笔,边写边说)孕期的体重增长标准是根据孕前体重指数(BMI)来确定的。BMI 的计算公式是以体重公斤数除以身高米数的平方(kg/m^2),正常值为 $18.5 \sim 24.9\ kg/m^2$。您的孕前 BMI 约为 $22.6\ kg/m^2$,处于正常范围内。您为单胎妊娠,则孕期体重平均增加为 $12.5\ kg$。在孕早期,您的体重增长需要控制在 $0 \sim 2\ kg$,特别是对于像您这种孕早期没有早孕反应的,更加要限制孕早期体重的增加。随着进入孕中期和孕晚期,您的体重会开始快速增加,平均每周的体重增加需控制在 $0.37\ kg$。目前您处于孕中期,BMI 约为 $27.4\ kg/m^2$,属超重(BMI 在 $24.0 \sim 28.0\ kg/m^2$),体重较孕前增加了 $12\ kg$。您的体重增长得太快了,我们要控制体重的增长,争取将出生胎儿的体重控制在正常范围内。

解析:

信息支持:护士向张女士全方位阐述了孕期营养的相关知识,有助于增加张女士对孕期营养的认知。

纠正错误认知:通过解释孕期均衡营养的好处及根据指南证据,护士小何帮助张女士纠正了老旧的错误观念,让张女士认识到孕期不是吃得越多越好,宝宝体重也不是越重越好,均衡的饮食可改善她和宝宝的健康状况。为后续的信念建立和行为改变筑牢根基。

第二步:建立信念

张女士:(眉头依旧紧锁,面露担忧)你说的这些我都明白了,但是我担心自己做不到均衡饮食,控制不了体重的增长啊!

护士:(坚定眼神与语气)张女士,您会担心是正常的,但您千万别小瞧自己。您目前的身体状况总体还不错,只要均衡饮食并配合适当运动,控制体重增长完全没问题。

张女士:(微微点头,面露一丝安心)那好的,有你们的指导我放心多了。

护士:对呀,张女士,好多和您情况类似的孕妇,一开始跟您一样不相信自己,但是她们咬咬牙,按照均衡的营养摄入方式吃饭并配合适当运动,血压被控制得很好,孕期贫血也纠正过来了,最后生了个非常健康的宝宝。所以您要有信心,相信通过科学的营养管理,您也能获得和她们一样好的效果。

解析:

坚定信念:护士小何对张女士的营养情况进行了分析,并及时给予鼓励和社会支持,同时运用同伴支持,讲述同类型孕妇的成功案例,使张女士更加坚定坚持孕期均衡营养的信念。

第三步：产生行为

张女士：(深吸一口气)嗯，我试试吧！那我具体应该怎么吃呢？

护士：根据您的饮食习惯，您以后饮食总的原则是均衡膳食、均衡营养。具体来说：①主食：每天250~400 g，最好以谷类为主，多吃薯类，建议用粗粮代替精细类面食，如用玉米、荞麦、杂粮饭、煎饼、紫薯等代替面包、米饭、馒头、水饺、油饼类，戒掉油腻的米线和麻辣烫等。②蔬菜：每天500 g以上，其中应包含250 g绿叶类蔬菜，其余为白、红、黄、紫类蔬菜。③水果：每天100~200 g，品种要多，不要吃反季水果、糖分过多水果，切记水果不能贪多。④鱼虾、瘦肉、蛋等：鱼虾每天50~100 g，瘦肉也是50~100 g，每天1个鸡蛋。动物血、肝脏类每次25 g，此外要严格遵医嘱补充铁剂。⑤大豆、坚果：每天40~60 g，差不多是100 g豆腐、2~3个核桃的量。⑥奶及奶制品300~500 g，约为两杯奶。⑦植物油25~30 g，盐6 g，水1200 mL。在烹调过程中需避免油炸、煎、炒等方式，尽量选择清蒸、炖、煮等方式。您要是还有不明白的，随时问我。

张女士：糖分过高的水果有哪些呢？可以再具体一点吗？

护士：糖分高的水果有榴梿、葡萄、椰子、波罗蜜、哈密瓜、鲜枣、杧果、荔枝、桂圆、香蕉、菠萝、石榴等。您以后选水果时，可得多留意一下。

张女士：哦，我明白了，这个饮食计划看着挺好的，我回家试试。那我回家后怎么运动呢？

护士：您现在每天可以进行30分钟的中等强度运动，如定时散步、负重走、臂屈伸等，并可结合游泳、孕妇操或瑜伽。中等强度的运动会让您的心跳显著加速，运动后心跳达到最大心率的50%至70%，会稍感疲倦，休息大约10分钟即可恢复。

张女士：好的，我明白了。

护士：(微笑提议)您可以每天把自己的饮食和运动情况通过微信分享给我们，我们可以给您一些具体的意见。您自己也可以每日测量体重来评价您的体重增长情况哦！

张女士：好的，我记住了，谢谢您。

解析：

制订计划：护士帮助张女士制订了一个详细的孕期营养膳食计划，明确了各种营养素的种类及含量，确保张女士能够逐步适应并坚持下去。

形成行为：通过微信监督的方式，鼓励张女士每日坚持饮食和运动计划，同时引导张女士自我监督每日体重变化，从外部监督和自我监督两个层面促使张女士最终形成健康的饮食和生活习惯，实现知信行的有效转化。

第七章

孕产期心理保健

学习目标

【知识目标】

1. 能够准确描述孕产期常见的心理健康问题，包括但不限于孕期焦虑、产后抑郁等，并掌握其临床表现；

2. 深入理解孕产期心理健康问题对母婴健康的长短期影响，识别主要的影响因素，并认识到心理保健在孕产期的重要性。

【能力目标】

1. 具备评估孕产妇心理健康状况的能力，能够使用标准化工具和方法进行有效评估；

2. 能够应用心理学原理和健康教育策略，设计和实施针对孕产妇的心理健康教育计划。

【素质目标】

1. 提高与孕产妇的沟通技巧，建立信任和理解，确保心理健康教育的有效传递；

2. 培养同理心，提升在孕产期心理健康教育中的专业素养，以达到更好的教育效果和孕产妇满意度。

第一节　概述

一、孕产期心理健康和心理保健的概念

心理健康是指个体在成长与发展过程中，认知合理、情绪稳定、行为适当、人际和谐、适应变化的一种良好状态，是整体健康不可或缺的重要组成部分。孕产期心理健康特指女性在妊娠期及产后阶段的心理健康状态，这一状态不仅涵盖情绪的稳定性，还包括应对压力的能力、社会支持系统的建立与利用，以及对未来的积极期待与规划。

孕产期心理保健是指通过综合运用医学、心理学及相关学科的理论与方法，采取一系列科学措施，维护和促进孕产妇心理健康的过程。它强调了心理健康在孕产期整体健康中的核

74

心地位，旨在帮助孕产妇实现身心平衡，提升生活质量。

二、孕产期心理保健的重要性

(一) 孕产期心理健康问题严重危害母婴健康

孕产妇心理健康问题是全球公共卫生领域的重要挑战。研究数据显示，全球范围内约有 10% 的孕妇和 13% 的产妇受到不同程度心理问题的困扰，其中以焦虑和抑郁较为常见。在中低收入国家，孕产妇心理问题的发病率更高，孕期心理问题的平均发病率为 16%，产后心理问题的平均发病率为 20%。这些问题不仅对孕产妇的身心健康造成损害，还可能对胎儿和婴儿的健康发育产生深远影响。若未及时干预，可能给家庭、社会及医疗卫生系统带来沉重负担，甚至引发严重后果。

1. 孕产期心理健康对孕产妇的影响

心理健康问题可能导致孕产妇出现一系列躯体症状和心理症状，影响其日常生活的各个方面。例如，焦虑和抑郁等心理问题可能引发睡眠障碍、不健康的饮食行为及营养不良等问题，不仅降低身体免疫力，还可能增加患妊娠高血压、妊娠糖尿病等疾病的风险。

2. 孕产期心理健康对胎儿及新生儿的影响

(1) 对胎儿生理发育的影响：孕产妇的心理健康状况直接影响胎儿的生理发育。心理压力和负面情绪可能通过影响胎盘功能及胎儿的营养供给，导致胎儿生长发育迟缓、早产或低出生体重等问题。此外，高水平的压力激素(如皮质醇)可能干扰胎儿神经系统的发育，增加其未来出现情绪障碍或行为问题的风险。

(2) 对胎儿及新生儿心理健康的影响：孕产妇的心理健康状况可能影响胎儿的情绪调节系统。例如，孕妇的焦虑和抑郁情绪可能导致胎儿表现出过度活跃或不安定的行为模式，这些行为可能延续至出生后，影响婴儿的情感稳定性和行为发育。此外，孕产期心理健康问题还可能通过遗传和环境因素增加儿童出现焦虑、抑郁及行为问题的风险。

(3) 长期影响：孕产期心理健康问题可能通过表观遗传机制影响胎儿的基因表达，进而对其长期健康产生深远影响。例如，孕期压力可能增加子代未来罹患心血管疾病、糖尿病等慢性疾病的风险。同时，孕期的高水平应激还可能干扰神经细胞的形成和突触的建立，影响子代的认知功能和学习能力。

3. 孕产期心理健康对母婴关系的影响

孕产期是母婴关系形成的关键阶段，孕产妇的心理健康状况直接影响其与胎儿的情感联结和互动。心理健康问题可能导致孕产妇在情感上与胎儿产生隔阂，难以建立稳定的亲密关系。此外，产后心理健康问题可能削弱母亲与婴儿的情感联结，影响新生儿的情感和社会性发展。

(二) 孕产期心理保健对母婴健康的积极影响

1. 孕产期心理保健能够有效预防孕产妇心理健康问题的发生

通过心理咨询、心理评估及心理干预等心理保健措施，能够帮助孕产妇更好地理解怀孕及分娩过程，提升对自身心理状态的认知，从而早期识别并干预潜在的心理问题，降低孕期及产后焦虑、抑郁的发生率，增强孕产妇的幸福感，促进其身心健康，减少孕期并发症的发生。

2.孕产期心理保健有助于促进胎儿的正常发育和未来成长

孕产妇的心理健康状况对胎儿的发育和心理发展具有重要影响。良好的心理健康状态不仅有助于增强母婴情感联系，还能促进胎儿的正常发育，降低其出生后情绪问题和行为问题的发生风险。因此，孕产期心理保健对胎儿及其出生后的健康成长具有重要意义。

3.孕产期心理保健能够提升孕产妇的生活质量和应对能力

通过自我暗示与积极思维、建立社会支持系统、学习放松技巧以及接受专业心理咨询，孕产妇能够更好地应对孕产期的各种挑战和变化，保持身心健康，从而提高生活质量并增强应对能力。

三、孕产期心理特点及影响因素

1.孕产期各阶段心理特点

妊娠虽然是自然的生理过程，但却是女性生命中的重要事件，也是一次强烈的心理体验，更是其向母亲角色转变的关键时期。妊娠带来的生理、家庭和社会角色的变化是一种应激源，可能引发孕产妇一系列心理变化，且其心理特点呈现阶段特异性。

（1）孕早期心理特点：孕早期通常被称为适应期或调整期。这一阶段，孕妇需要从生理上适应胚胎的免疫排异反应及免疫耐受性，同时在心理上接受怀孕的事实并作出调整。孕妇的关注焦点主要集中在自身，激素水平的变化可能引发早孕反应（如孕吐），身体不适常导致情绪波动。此外，孕妇还需面对怀孕给生活带来的影响，如工作调整、新增责任、经济压力、居住环境变化，以及对自身能否胜任母亲角色的担忧。同时，她们也会关注伴侣及家人对怀孕的反应和接受程度。因此，这一阶段孕妇常感到焦虑和矛盾。据统计，约80%的孕妇会经历惊讶、震惊、怀疑、失望、情绪低落、委屈、退缩、拒绝、焦虑、紧张和兴奋等复杂情绪。即使是按计划怀孕的孕妇，也可能出现不同程度的负面情绪反应。

（2）孕中期心理特点：孕中期通常被称为健康期。这一阶段，大多数孕妇的早孕反应逐渐消失，健康状况改善，情绪趋于稳定。然而，这也是怀孕期间退行性行为最明显的阶段，孕妇的感知觉、智力水平和反应能力可能略有下降，对周围环境变化的敏感性降低，但抵御不良刺激的能力增强。此时，孕妇已基本适应妊娠状态，并因胎动的出现感受到新生命的存在，关注焦点从自身转向胎儿的生长发育及与胎儿的互动，从而产生幸福感、自豪感和期待感。随着胎儿发育，孕妇逐渐从被照顾者转变为照顾者角色，为成为母亲做准备，之前的焦虑和矛盾心理逐渐消退，更多地依赖伴侣的支持。这一阶段，孕妇常感受到怀孕的喜悦、幸福和自豪。

（3）孕晚期心理特点：孕晚期通常被称为谨慎等待期。这一阶段是为分娩和为人父母做准备的时期，孕妇的关注焦点集中在自身和胎儿的安全、分娩方式及分娩过程。随着胎儿迅速生长发育，孕妇的器官功能负荷接近极限，身体负担加重，心理压力也随之增加，情绪波动明显。面对即将到来的分娩，孕妇可能感到恐惧、紧张和焦虑，这些情绪常以躯体化症状表现出来，如睡眠障碍、疲倦、便秘、食欲减退等。同时，孕妇可能经历一种悲伤情绪，意识到孕期享受的特殊关注即将结束，孩子出生后自己将不再处于中心地位。体形和外貌的变化也可能使她们缺乏自信。因此，孕晚期孕妇常表现出情绪不稳定、紧张、焦虑、易哭泣、易激惹等特点，认知上可能出现生活空虚、自责、多疑等问题。此外，性欲减退、兴趣丧失、能力减退、思维迟缓、决断困难等症状也可能出现。值得注意的是，这些症状与产后抑郁的发生密切相关。

（4）分娩期心理特点：分娩过程对产妇来说是重大的应激事件。这一阶段，产妇的心理变化微妙而复杂，一方面对新生儿的到来充满期待和喜悦，另一方面因分娩疼痛、对分娩过程未知的担忧而表现出紧张、焦虑和恐惧。

（5）产褥期心理特点：产褥期是产妇心理转换的关键阶段。由于分娩劳累、角色转变、生活秩序改变、育儿压力及母亲责任的重担，产妇可能出现心理波动，常表现为心情烦躁、情绪低落、情绪不稳、焦虑或抑郁。产后 2 周至 1 个月，产妇逐渐从疲劳中恢复，开始享受孩子带来的欢乐并承担相应责任，逐步回归分娩前的家庭日常生活状态。

2. 孕产期心理影响因素

孕产期心理特点的形成和变化受多种因素影响，包括生理因素、心理因素及社会因素等。这些因素相互作用，共同塑造了孕产妇在不同阶段的心理状态。

（1）生理因素：孕期罹患严重慢性疾病、传染性疾病、妊娠并发症/合并症，以及孕期激素水平（如雌激素、孕激素、皮质类固醇等）的异常波动或骤然变化，均被认为是影响孕产妇心理健康的重要危险因素。这些生理变化可能直接或间接导致情绪波动、焦虑或抑郁等心理问题。

（2）心理因素：孕产妇的人格特征、对妊娠的态度、精神心理疾病史及家族史等，均与其心理健康问题的发生密切相关。例如，具有神经质倾向或情绪不稳定的孕妇更容易出现焦虑和抑郁症状，而对妊娠持消极态度的孕妇也可能面临更高的心理风险。

（3）社会因素：人口统计学特征（如年龄、职业、经济状况、教育水平）、家庭功能完整性及社会支持水平等，均被证实与孕产妇心理健康密切相关。例如，经济压力大、社会支持不足或家庭关系不和谐的孕妇更容易出现心理问题，而良好的社会支持和稳定的家庭环境则有助于缓解心理压力。

四、如何做好孕产期心理保健？

近年来，我国政府逐步加强了对孕产妇心理健康问题的重视，但在实际工作中仍存在诸多挑战。例如，孕产期心理保健的开展率低、心理保健模式尚未形成完整体系、孕产妇对心理保健知识的知晓度不足，以及医务人员心理保健服务能力有限等。这些问题导致孕产期心理健康问题往往未能被及时识别，进而影响转诊和干预。

因此，做好孕产期心理保健应以建立三级预防工作体系为目标，具体措施如下。①一级预防：在孕产妇常规保健过程中，注重心理健康教育，提高孕产妇及其家属对心理保健知识的认知，帮助其掌握情绪管理技能，增强心理韧性。②二级预防：在孕期和产后定期筛查孕产妇的心理健康问题，关注高危风险因素（如既往精神病史、社会支持不足等），对可能存在心理问题的孕产妇进行早期评估和干预。③三级预防：对已出现心理问题的孕产妇，及时提供专业的心理咨询、治疗和转诊服务，避免问题进一步恶化。

通过以上措施，力求实现孕产期心理健康问题的"早筛查、早评估、早干预"，从而提高孕产妇的心理健康水平，降低因心理疾病引发的不良结局发生率，保障母婴健康。

第二节 孕产期常见心理健康问题

一、孕期压力

(一)孕期压力的概念

孕期压力是指孕妇在怀孕期间，因面对各种生理、心理及社会需求时自身适应能力不匹配而出现的一种身心不协调状态。这种状态可能通过母体的神经系统、内分泌系统及免疫系统，对孕妇自身及胎儿产生不同程度的影响。

(二)临床表现

孕期压力的临床表现涵盖心理、生理和行为三个方面。

1. 心理表现

孕期压力常导致孕妇出现焦虑、抑郁等情绪问题。由于激素水平波动，孕妇情绪可能大幅波动，表现为喜怒无常或有孤独感。部分孕妇可能出现强迫症状，如过度担忧胎动或饮食卫生。

2. 生理表现

孕期压力可能引发自主神经功能紊乱，表现为心悸、胸闷、眩晕、失眠等症状，还可能导致血压升高、心率加快，进而影响孕妇健康。

3. 行为表现

孕期压力可能导致孕妇出现社交回避、兴趣减退等行为，其思维模式也可能发生变化，表现为对未来过度担忧或对当前情况感到不满。

(三)流行病学特点

孕期压力在孕期普遍存在，其发生率和压力水平分别具有以下特点。

1. 地域差异

国外研究显示，轻中度孕期压力发生率为 13.6%～78%，重度为 6%～16.7%；国内研究显示，轻中度孕期压力发生率为 71.53%～92.1%，重度为 1.74%～26.74%。差异可能与测量工具、方法及评判标准不同有关。

2. 孕期差异

国内外研究均表明，孕晚期压力水平最高，孕早期次之，孕中期最低，整体呈现"U"形趋势。孕早期压力主要源于早孕反应及对胎儿健康的担忧，孕中期压力缓解，而孕晚期压力则因对分娩的恐惧而再次上升。

(四)对母儿的影响

孕期压力通过影响孕妇的下丘脑-垂体-肾上腺皮质系统及交感神经系统-肾上腺髓质系统，导致促肾上腺皮质激素释放激素、皮质醇等激素水平异常。

1. 短期影响

可能导致激素代谢暂时波动，引发身体不适。

2. 长期影响

可能破坏正常代谢周期，导致激素和内分泌系统紊乱，增加孕妇流产、妊娠高血压等并发症风险，同时也是产前焦虑和产后抑郁的重要预警信号。

3. 对胎儿的影响

孕期压力可能导致早产、低出生体重、小于胎龄儿等不良妊娠结局，并对胎儿的神经系统和免疫系统发育产生负面影响。

二、分娩恐惧

（一）分娩恐惧的概念

分娩恐惧是指孕产妇对分娩过程及其可能带来的不良或未知事件的恐惧，是孕晚期常见的心理问题。其核心包括四个方面：对胎儿健康的担忧、对分娩疼痛与伤害的恐惧、对分娩过程失控的担忧，以及对分娩可能影响未来生活（如性生活、夫妻关系）的恐惧。

（二）临床表现

分娩恐惧是一种由孕产期焦虑引发的病态心理，严重者可能出现噩梦、失眠、注意力不集中、脾气暴躁等症状，甚至导致分娩应对困难或产时行为失控。有重度分娩恐惧的孕妇常缺乏安全感，对母性角色的自我评价偏低，并伴有焦虑和抑郁症状。她们可能过度担忧孕期体重增加、失去配偶关爱等问题，家庭传统观念带来的胎儿性别压力及对分娩的恐惧进一步加重了心理负担，这使得她们常倾向于选择剖宫产，甚至可能考虑人工流产。

（三）流行病学特点

分娩恐惧在全球范围内普遍存在。研究显示，约20%的孕产妇经历中度分娩恐惧，6%~10%的孕妇患有重度分娩恐惧。由于地域、医疗条件、文化背景及评估方法的差异，各国分娩恐惧的发生率存在显著差异，国外为3.7%~43%，国内为10.5%~66.22%。

（四）对母儿的影响

1. 对孕产妇的影响

（1）妊娠并发症：严重分娩恐惧可能导致心率加快、血压升高、睡眠障碍等症状，增加妊娠高血压、先兆子痫及早产风险，并可能导致产程延长、难产及剖宫产率上升。

（2）分娩方式：分娩恐惧使产妇处于高度应激状态，去甲肾上腺素水平升高，导致宫缩协调性失衡，影响分娩控制感。同时，儿茶酚胺释放增加可能引发害怕-紧张-疼痛综合征，形成恶性循环。

2. 对胎儿或新生儿的影响

（1）宫内窘迫：分娩恐惧使产妇耗氧量增加，可能影响胎儿供氧，导致胎儿宫内窘迫。

（2）子代发育：孕妇分娩恐惧时，体内肾上腺皮质激素增加，可能影响胎儿神经系统发育，对子代情绪、认知及行为发展产生负面影响。

三、孕产期抑郁

(一)孕产期抑郁的概念

孕产期抑郁是指孕产妇在孕期及分娩或流产后出现的抑郁症或抑郁状态,是孕产期常见且比较严重的身心健康问题,严重影响母婴健康。

(二)临床表现

孕产期抑郁的临床表现主要包含以下三个方面。

1. 核心症状群

情绪低落,悲观消极,心情压抑,无诱因哭泣;兴趣减退,愉快感丧失;易疲劳,活动减少,精力下降等。

2. 心理症状群

自信度和自我评价降低,记忆力下降、反应变慢,注意力不集中,焦虑、惊恐发作。严重者可出现行为紊乱、幻觉和妄想等精神病性症状。

3. 躯体症状群

性欲减退或丧失、食欲减退、生物节律改变;非特异性躯体不适,如头晕头痛、胸闷和腰背痛等。

(三)流行病学特点

近年来,孕产期抑郁的发病率有上升趋势。全球发病率为 10%~20%,平均发病率为 11.9%;我国发病率为 3.8%~43.12%,平均发病率为 16.3%。

(四)对母儿的影响

1. 对孕产妇的影响

孕产期抑郁可能增加孕产妇妊娠并发症风险,如严重呕吐、子痫前期、流产或早产。患有抑郁症的产妇,其大脑皮质活动受到抑制,导致神经垂体和下丘脑分泌的缩宫素减少,子宫收缩不良或乏力,从而增加了产后出血的可能性。若抑郁程度严重,去甲肾上腺素的分泌量减少,子宫收缩力进一步减弱,则会进一步加剧产后出血。此外,长期抑郁还可能导致记忆力下降和注意力不集中,严重时危及母婴安全,影响母乳喂养、母婴关系和家庭关系。

2. 对胎儿或新生儿的影响

孕产期抑郁可能影响胎儿生长,导致低出生体重和新生儿健康问题。相比于心理健康状况良好的产妇,患有孕产期抑郁症的产妇母乳分泌延迟且量少,加之情绪低落、不愿或拒绝哺乳,以致影响了母乳喂养的进行,进而影响婴儿成长和发育。研究表明,抑郁产妇在处理与新生儿或婴儿的关系方面能力不足,母婴互动/联结较少且质量较差,这对婴幼儿的情感、行为以及认知发展均产生不利影响。

四、孕产期焦虑

(一)孕产期焦虑的概念

孕产期焦虑是指在孕期或产后,孕产妇出现的持续或反复的焦虑症状,可能包括广泛性焦虑障碍、惊恐障碍、强迫症、创伤后应激障碍和对孩子出生的极度恐惧等,这些症状可单独发生,也可和抑郁同时存在。很多情况下,孕产妇的焦虑情绪是可以理解的,适当焦虑可以增强机体的应急能力,而过度焦虑及影响社会和机体功能的焦虑则被视为病态。

(二)临床表现

孕产期焦虑障碍的临床表现与普通成人的焦虑障碍并无特征性差异,可分为广泛性焦虑症和惊恐障碍。

1. 广泛性焦虑症

起病缓慢,又称为慢性焦虑障碍,以缺乏明确对象和具体内容的烦恼、过分担心及紧张不安为特征。主要症状包括:①精神方面,核心症状为过分担心而引起的焦虑体验;②躯体方面,表现为运动性不安(小动作多、坐卧不安或者自感战栗等)、自主神经功能紊乱(心悸、胸闷气短、口干、多汗、尿频尿急、便秘或腹泻等);③警觉性增高,表现为对外界过于敏感、注意力难以集中、难以入眠、情绪易激惹等;④其他症状,常合并疲劳、抑郁、强迫、恐惧以及人格解体症状,但不是该病的主要症状。

2. 惊恐障碍

又称为急性焦虑障碍,伴濒死感和自主神经功能紊乱症状,发作无明显诱因,突然出现,可自行缓解,并反复再发。主要症状包括:①惊恐发作,表现为突然出现强烈的恐惧感,同时伴有明显的自主神经症状(心悸、胸闷或胸痛、过度换气或喉头梗阻感、头晕、面部潮红或苍白、震颤、手脚麻木、胃肠道不适等),并常合并人格解体、现实解体、濒死状态等痛苦体验;②回避及求助行为,表现为发作时因极度恐惧而求助他人或医疗机构,害怕发作时无人帮忙或因尴尬而回避人群、不敢独处,避免乘坐公共交通工具;③预期焦虑,因持续担忧复发时间、地点,而在发作间期表现出紧张不安、担心害怕等明显焦虑情绪。

(三)流行病学特点

焦虑情绪在孕产期妇女中极为常见,孕期焦虑症状的发生率为2.6%~39%,产前焦虑的发生率为12%~21%,产后焦虑的发生率为11%~17%。

(四)对母儿的影响

孕产期焦虑虽然很普遍,但仅有不到一半的有症状孕产妇会寻求专业帮助或治疗,未经治疗的孕产期焦虑症可能会对母婴的身心健康产生负面影响。

1. 对孕产妇的影响

孕产期焦虑会使产妇体内的去甲肾上腺素分泌减少,内分泌激素失衡,导致宫缩减弱,产程延长,从而增加剖宫产率和产后出血的风险。产前焦虑若延续到产后,可能引起母亲长期痛苦和育儿困难。孕产期焦虑症还是孕产期抑郁症的重要预警,孕期抑郁和焦虑的共病率较高，60%抑郁症孕产妇有精神障碍史，其中超过80%为焦虑障碍。

2.对胎儿或新生儿的影响

孕产期焦虑可导致早产、低出生体重儿和胎儿宫内缺氧的风险增加，并能导致孕妇体内肾上腺皮质激素大量分泌，对胎儿的神经发育产生广泛影响，这种影响甚至可延续至青春期。研究表明，孕期焦虑可能与儿童及青少年注意力不集中、行为和情感障碍等问题有关。

五、分娩创伤

(一)分娩创伤的概念

分娩创伤目前国内外尚无统一定义。英国学者Beck教授将分娩创伤定义为在待产和分娩过程中发生的、对母亲和(或)其婴儿造成实质性或潜在严重伤害甚至死亡的事件。这些事件会导致母亲产生强烈的恐惧感、失控感、无力感和无助感。此外，Beck教授提出分娩创伤包含以下5个特征：缺乏关爱、尊严剥夺、失控的恐惧感、沟通忽视和被遗忘。在我国现有的相关文献中，关于分娩创伤的定义基本引用自Beck教授的研究。

另有学者对分娩创伤的概念进行了分析，指出心理创伤是分娩创伤的必要条件。据此，分娩创伤描述的是女性在分娩过程中遭遇的一系列痛苦体验和由此产生的负面心理反应，它本质上是一种心理创伤。研究认为，分娩创伤会导致女性产后创伤后应激障碍(post traumatic stress disorder，PTSD)的发生。

(二)临床表现

分娩创伤的临床表现复杂多样，涉及情感、认知、行为等多个方面。

1.强烈的情感反应

源于对自身或婴儿生命的威胁，或对分娩过程的不可预测性和不确定性。产妇在分娩过程中可能经历极度恐惧、无助感、绝望感和失控感。

2.PTSD的症状

分娩创伤是PTSD的重要触发因素之一。PTSD的症状包括侵入性记忆(如闪回、噩梦)、避免与分娩相关的提醒(如地点、人物或情境)、情绪麻木、增加的警觉性和反应性(如易怒、紧张)等。

3.产后焦虑或抑郁

分娩创伤可能导致情绪低落、情绪崩溃、产生对母乳喂养能力的负面想法，甚至产生自杀念头。

4.行为问题

一些产妇可能出现回避行为，表现为避免参与与分娩相关的活动或进入相关环境，甚至出现回避特定地点或情境的行为。

(三)流行病学特点

分娩创伤在世界范围内普遍存在，全球发生率高达30%。研究显示，分娩创伤的心理痛苦体验的发生率为9%~44%，且有3%的产妇可能会发展为PTSD。由于关于分娩创伤的诊断大多是基于产妇自诉或产后PTSD相关量表的部分维度进行判定，缺乏特异性的评估工具,故不同国家/地区所报告的分娩创伤率不同。在经济条件差、女性地位低的国家,发生率可能更高。

(四)分娩创伤的影响

Beck教授将分娩创伤的影响比喻为"涟漪效应",指出单一事件引发的连锁反应。分娩创伤的影响以产妇为中心,像"涟漪"一样扩散至母婴关系、伴侣关系及后续生育。

1. 产妇自身

分娩创伤不仅导致产妇在分娩时遭受心理痛苦,还会对她们的未来生活产生深远影响。创伤性记忆可能以闪回和噩梦的形式不断重现,干扰睡眠和日常生活。这种经历可能导致产妇不愿再次怀孕,影响国家的生育政策和整体生育率。再次怀孕的消息可能会引起母亲的恐慌和焦虑,甚至生病,若再次分娩不顺,可能会加剧心理创伤。

2. 母婴关系

分娩创伤可能导致母婴关系疏远,部分经历过分娩创伤的母亲可能觉得哺乳是一种侵犯,并会勾起创伤记忆,导致她们不愿哺乳或提前停止哺乳,从而影响婴儿的发育和成长;还有一部分母亲可能因世俗压力而勉强哺乳,但内心缺乏情感连接,导致关系疏远。此外,孩子的生日可能唤起母亲痛苦的记忆,引发焦虑和恐慌,或在孩子生日时感到煎熬。

3. 伴侣关系

分娩创伤可能损害伴侣关系。尽管丈夫并未直接遭受身体伤害,但他们可能因目睹妻子的痛苦而受伤,若处理不当可能导致工作效率下降。经历分娩创伤的女性需要伴侣的理解和支持,但她们常常感到被忽视。这种不满可能导致伴侣关系疏远甚至引发婚姻紧张。

第三节　孕产期心理健康问题的筛查与评估

进行孕产妇心理健康问题的筛查与评估有助于早期识别心理问题,及时进行干预或转诊,从而保障母婴健康。孕产妇心理健康问题的筛查应作为常规孕产期保健的重要组成部分。在每次产前或产后的检查中,医务人员应主动询问孕产妇的情绪状态。至少应在孕早期、孕中期、孕晚期和产后42天分别进行心理健康问题筛查。研究表明,更多次的评估对产后抑郁的发生具有更高的预测价值。对存在心理障碍临床表现的孕产妇,需在孕期和产后进行定期随访筛查。对因妊娠合并症/并发症入院的孕产妇,住院期间至少应完成一次心理健康评估量表的筛查。

一、孕产期心理健康问题的筛查与评估内容

(一)高危因素的评估

孕产期心理健康的高危因素涵盖生理、心理和社会等多个方面,主要包括以下内容。

1. 生理因素

(1)不良孕产史:既往有流产、异位妊娠、胚胎停育、引产、早产、难产、新生儿畸形或胎儿/新生儿死亡等不良孕产史的孕产妇,往往在再次妊娠时会承受更大的心理压力,容易

出现焦虑、抑郁等心理问题。她们可能担忧孕期是否平稳、产检是否异常、胎儿是否安全、是否会发生早产或难产等问题，这些担忧可能加重焦虑和抑郁症状，显著影响生活质量。此外，对分娩疼痛的恐惧、剖宫产孕妇对瘢痕妊娠或胎盘植入的担忧，也可能在孕晚期引发焦虑和抑郁。因此，对有不良孕产史的孕产妇，应加强心理辅导，必要时进行专业的心理评估与治疗。

（2）高危产科因素：高危产科因素包括可能影响妊娠结局的各种危险因素，如妊娠并发症、胎儿及其附属物异常、妊娠合并症及难产因素等。存在高危产科因素的孕产妇常出现自责心理，其产前及产后焦虑、抑郁的发生率显著高于正常孕产妇。近年来，高危产科因素已成为影响孕产期心理健康的主要因素之一。因此，在早筛查、早诊断高危妊娠的同时，也需重视对这类孕产妇的心理健康进行评估与干预。

（3）生物学因素：孕产期激素水平的急剧变化与神经调节功能的异常密切相关，是孕产妇心理健康问题的重要影响因素。①雌激素：雌激素在调节情绪、认知及行为方面具有重要作用。孕晚期雌激素水平达到高峰，但分娩后急剧下降，可能导致多巴胺功能亢进，引发抑郁情绪和行为改变。②孕激素：孕激素能够调节 γ-氨基丁酸能神经元、多巴胺能神经元及去甲肾上腺素能神经元等神经递质系统。孕晚期孕激素水平达到高峰，分娩后急剧下降，可能导致抑制性和兴奋性神经递质失衡，从而引发抑郁表现。③促乳素：促乳素在妊娠期间显著升高，主要促进乳腺发育并为泌乳做准备。分娩后，促乳素水平受哺乳行为调控，频繁哺乳可维持其高水平，而非哺乳产妇的促乳素会迅速下降。研究表明，促乳素的急剧波动可能通过影响下丘脑-多巴胺系统功能，干扰情绪调节回路，与产后抑郁的发生相关。此外，高促乳素状态可能间接抑制卵巢雌激素分泌，进一步加剧神经内分泌失衡。④皮质类固醇：皮质类固醇在应激状态下分泌增加，与产后抑郁的发病密切相关。下丘脑-垂体-肾上腺轴在调节情绪和行为中起关键作用，其功能异常被认为是焦虑、抑郁及双相情感障碍等心理问题的神经生物学基础。妊娠和分娩导致的持续应激反应可能引起内分泌功能紊乱，皮质类固醇水平升高，进而降低 5-羟色胺和去甲肾上腺素的敏感性，抑制神经活动并损害情绪调节功能，最终引发精神心理相关疾病。

2.心理社会因素

1）人口学因素

（1）年龄：低龄是围生期心理问题的危险因素，尤其常见于社会经济状况较差的群体。研究显示，低龄（<25 岁）孕产妇出现抑郁和焦虑的风险较高；而对于高龄孕产妇，尽管研究结果尚不一致，但普遍认为由于生理应激能力下降、慢性疾病风险增加（如高血压、糖尿病等）以及社会支持系统可能较弱（如子女独立、配偶年龄较大等），高龄（≥35 岁）孕产妇也可能面临较高的围生期抑郁和焦虑风险。此外，高龄孕妇可能对胎儿健康及自身妊娠并发症的担忧更强烈，进一步加重心理负担。

（2）受教育程度：孕产妇的受教育程度与孕产期焦虑、抑郁的发生存在相关性。低学历（初中及以下）的孕产妇更易出现抑郁和焦虑情绪。文化程度较高的孕产妇通常对孕产期知识了解得更全面，能够更好地应对孕期及产后的各类问题，从而减少心理问题的发生。然而，也有研究表明，文化程度较高的孕产妇可能因对生理变化过于关注而增加焦虑和抑郁的风险。

（3）工作状态：工作状态与孕产期焦虑、抑郁情绪密切相关。不工作的孕产妇可能因过度关注妊娠变化及经济状况而产生焦虑和抑郁情绪；而工作的孕产妇则可能因工作压力及对母乳喂养的担忧而感到疲乏和内疚。

（4）其他：经济困难和社会地位较低会增加产生孕产期心理问题的风险。孕期产检、身体健康维护、营养补充及婴幼儿抚养等带来的经济压力可能进一步加剧孕产妇的焦虑和抑郁情绪。

2）精神心理疾病史和家族史

有个人精神病史或家族精神病史的孕产妇，患抑郁症和产后精神病等的风险较高，尤其是在妊娠晚期和产后早期更为显著。

3）妊娠态度

对妊娠持积极态度且准备充分的孕产妇通常更能适应母亲角色，其焦虑和抑郁风险较低。相反，准备不足或非意愿妊娠的孕产妇常出现心理矛盾，易产生焦虑和抑郁情绪。因此，在孕产期心理健康的评估中，应特别关注孕产妇的妊娠意愿和准备程度。

4）人格特质

孕产妇的心理健康状况与其人格特质密切相关。内向不稳定和神经质特质与孕产期焦虑、抑郁的发生呈正相关。这类特质表现为敏感、多疑、悲观、不善表达，且容易放大负面事件的影响，从而增加产生心理问题的风险。因此，对于具有内向不稳定、神经质或特质性焦虑人格特点的孕产妇，应给予重点关注。常用评估工具包括艾森克人格问卷等。

5）社会支持

良好的社会支持对孕产妇的身心健康具有重要保障作用。社会支持包括政府政策、医疗机构提供的健康知识宣传等正式支持，以及来自家庭、亲友、邻里等的非正式支持。临床可通过访谈、社会支持评定量表、家庭关怀指数等评估孕产妇的社会支持情况。

（二）常用筛查内容与工具

1. 孕期压力

孕期压力的测量和评估包括压力源、压力感知状况和压力反应三个方面。对于压力源的测量，目前尚无系统、准确、全面的评估工具。国外常用的有知觉压力量表（Perceived Stress Scale，PSS）、妊娠压力问卷（Pregnancy Stress Questionnaire，PSQ）、产前压力问卷（Prenatal Distress Questionnaire，PDQ）及其修订版；国内常用的有妊娠压力量表（Pregnancy Pressure Scale，PPS）及其修订版。PPS可用于衡量孕妇在孕期所遭遇的压力源及其严重程度，对于中重度以上压力（量表得分≥1.001）或任一因子得分≥40%的孕妇，应当给予特别关注，并采取适当的干预措施。

2. 分娩恐惧

分娩态度问卷（Childbirth Attitudes Questionnaires，CAQ）是评估孕妇分娩恐惧程度的有效工具，也是我国目前研究分娩恐惧使用较为广泛的测评工具。CAQ包括四个维度（对孩子健康的恐惧、对疼痛伤害的恐惧、对分娩时失去控制的恐惧、对医院干预与环境的恐惧），共16个条目，总分范围为16~64分。总分≥28分表示存在分娩恐惧，得分越高代表分娩恐惧程度越严重。

3. 抑郁

孕产期抑郁的筛查常用工具包括爱丁堡产后抑郁量表（Edinburgh Postnatal Depression

Scale, EPDS)、9 项患者健康问卷(Patient Health Questionnaire - 9, PHQ - 9)、抑郁自评量表(Self-Rating Depression Scale, SDS)等。其中，EPDS 是孕期和产后抑郁筛查中应用最广泛的工具，强调对过去一周的情绪状态进行评估，共包含 10 个条目，总分范围为 0 ~ 30 分，得分越高表明抑郁症状越严重。EPDS 总得分≥13 分或问题 10 得分阳性者，需进一步评估；总得分为 10 ~ 12 分之间者，应在 2 ~ 4 周内监测并重复测评。如果 PHQ - 9 评分大于 14 分，也需关注情绪问题，必要时转诊。

4. 焦虑

目前常用于孕产期焦虑评估的工具有 7 项广泛性焦虑障碍量表(Generalized Anxiety Disorder - 7, GAD - 7)和焦虑自评量表(Self-Rating Anxiety Scale, SAS)。如果 GAD - 7 评分大于 14 分，或者 SAS 评分大于 60 分，建议关注情绪状态，并进行进一步的专业评估，必要时转诊。

5. 分娩创伤

国内外常用于评估心理分娩创伤的工具包括分娩创伤指数(Childbirth Trauma Index, CTI)、心理分娩创伤问卷(Questionnaire of Psychological Birth Trauma, QPBT)、城市分娩创伤量表(City Birth Trauma Scale, CBTS)、心理分娩创伤量表(Scale for Assessing Psychological Birth Trauma)以及创伤后应激障碍自评量表。其中，CBTS 应用最广泛，主要用于评估分娩创伤及其导致的创伤后应激障碍(PTSD)，但仅适用于城市产妇。国内学者对 CBTS 进行了汉化和修订，中文版量表包括 29 个条目，分为两个维度——分娩相关症状和一般症状。相关症状的出现频率总分为 0 ~ 60 分，分数越高表明 PTSD 症状越严重。

第四节　孕产期心理保健的促进与干预

一、孕产期心理保健的方法

孕产期心理保健的方法包括开展健康教育、改善生活方式、加强家庭支持、提供心理保健技术等。

1. 常规健康教育

医疗机构在提供孕产妇保健服务时，应定期开展心理健康促进活动，并将孕产期心理保健知识纳入孕妇学校的常规教学内容。建议孕妇至少参加一次心理健康课程，学习相关健康知识和自我保健技能。健康教育活动应涵盖孕产期情绪问题、情绪异常识别、情绪缓解方法、健康生活方式、分娩应对、新生儿护理及产后恢复等内容，并鼓励家庭成员陪同参与，以增强家庭支持。

2. 心理健康教育

系统性心理健康教育对孕产妇心理健康具有积极影响。心理健康教育应贯穿整个生育周期(备孕、孕期、分娩、产后)，为孕产妇及其家庭成员提供全面的心理健康知识。教育内容应包括孕产妇心理特点、常见心理问题、症状识别及心理保健方法，同时强调心理问题在孕产期的普遍性和心理保健的重要性，帮助孕产妇及其家庭更好地应对心理挑战。

3. 生活方式干预

健康的生活方式对情绪健康有显著的积极作用，包括合理饮食、适量运动和充足睡眠。在孕产期保健服务中，医务人员应至少为孕产妇提供一次关于健康生活方式的专业建议，帮助其形成良好的生活习惯，从而改善心理状态。

4. 家庭支持

家庭支持是孕产妇情绪健康的重要保障，同时也有助于家庭和谐及儿童的健康成长。心理保健人员应协助孕产妇及其家庭成员做好迎接新生命的心理准备，并鼓励在孕期和产后进行三方会谈(孕产妇、配偶及其他主要家庭成员)，共同探讨并应对孕期及产后可能出现的常见问题，增强家庭凝聚力。

5. 心理保健课程

心理保健课程应为孕产妇提供情绪管理、积极赋能、减压和自我成长等方面的指导。课程内容可包括音乐疗法、放松训练、拉玛泽呼吸法，以及结构化的心理保健技术，如认知行为疗法和基于正念的分娩教育。这些方法能有效缓解孕产妇的压力，预防抑郁、焦虑和分娩恐惧等心理问题，帮助孕产妇以积极的心态迎接分娩和产后生活。

二、孕产期心理健康问题的处理

1. 不良情绪的管理

在初步评估与筛查过程中，若发现孕产妇的 PSQ 评分>1 分、CAQ 评分≥28 分、EPDS 评分>10 分、PHQ-9 评分>4 分、GAD-7 评分>4 分，或中文版 CBTS 提示存在 PTSD 症状时，需结合临床表现进一步评估。若疑似存在抑郁或焦虑情绪，需重点对其负面情绪进行有效管理。

管理不良情绪的措施包括以下几种。

(1)适量运动：推荐孕产妇通过参与运动来调节情绪。鼓励无运动禁忌的孕产妇进行适宜的体育活动，以改善情绪状态。

(2)减压干预：提供团体或个体心理干预方法，为孕产妇提供支持与陪伴，帮助她们减轻压力，提升心理健康水平。

(3)家庭支持：强化对孕产妇家庭成员的心理健康教育，提升他们支持和陪伴孕产妇的能力，鼓励他们积极参与孕产妇的生活，构建和谐的家庭支持体系。

(4)远程干预：利用计算机辅助的认知行为疗法，或通过网络、电话等远程方式进行心理咨询与支持，协助孕产妇应对不良情绪。

2. 精神心理疾病的处理

1)轻至中度抑郁或焦虑

(1)心理健康问题自救：指导孕产妇识别抑郁或焦虑症状，教授其通过冥想、深呼吸、正念练习等放松技巧缓解压力，保持乐观态度，进行自我鼓励，避免无端自责和消极情绪的积累。鼓励孕产妇在情绪不佳时及时寻求专业帮助。

(2)结构化心理治疗：目前最有效的治疗方法包括人际心理治疗和认知行为疗法。通过认知行为疗法、基于正念/静观的认知治疗、人际心理治疗、心理动力学治疗等专业心理治疗技术，帮助孕产妇识别并调整认知偏差，改善负面思维模式，提升自我控制能力，从而改善情绪状态和行为反应。

（3）充实生活：鼓励孕产妇进行适量的运动（如散步、孕期瑜伽）及参与能够带来心灵愉悦的个人爱好活动（如阅读、绘画等），以丰富生活内容、转移注意力。

（4）利用社会支持系统：亲人和朋友的陪伴对孕产妇的心理健康至关重要。建议家庭成员多给予陪伴和关怀，耐心倾听，以营造温馨、有爱的家庭氛围。同时，鼓励孕产妇主动寻求可信任的人倾诉或寻求专业人士的帮助。

（5）持续监测：家属应持续观察孕产妇的情绪变化，若发现情绪波动较大并影响正常社会功能时，应及时介入并寻求专业帮助。

2）中至重度抑郁或焦虑

（1）心理治疗：包括但不限于认知行为疗法、人际心理治疗、基于正念的认知治疗、系统家庭治疗及精神分析等多种心理治疗方法。

（2）物理治疗：如电休克治疗（ECT）或改良电休克治疗（MECT），通常在药物治疗效果不佳时使用。

（3）药物治疗：对于中至重度抑郁或有严重自杀倾向的患者，可考虑使用抗抑郁药物，如5-羟色胺选择性再摄取抑制剂（SSRI）类药物。但需注意药物的安全性及其对母乳喂养的潜在影响，并在专业医生指导下使用。

三、孕产期心理健康问题常见心理干预方法

（一）认知行为疗法

1. 概述

认知行为疗法（cognitive behavioral therapy，CBT）起源于20世纪60年代，由美国精神病学家艾伦·贝克（A. T. Beek）提出的理性情绪行为疗法和阿尔伯特·艾利斯（Albert Ellis）提出的认知疗法融合而成。因此，CBT是一种结合了认知疗法与行为疗法的心理治疗方法，旨在通过改变个体思维、信念和行为来改变不良认知，从而达到改善情绪和调整行为的目的。其核心理念是认知、情绪和行为之间存在相互作用，通过改变不良的认知和行为，可以有效缓解心理问题。

2. 适用范围

CBT通常用于治疗抑郁、焦虑、强迫症、恐慌症等精神心理疾病。

3. 核心技术

CBT整合了多种技术手段，包括认知、行为、生物、环境、支持和人际等方面的技术，只要是有助于缓解症状和提升功能水平的技术，都被纳入其治疗体系。在实际治疗中，CBT不仅运用自身的技术方法，还会借鉴其他心理治疗流派的技巧。

王建平教授将认知和行为技术归纳为三个主要类别：第一类是"核心的认知和行为技术"，涉及自动思维的识别与调整、信念的识别、利弊分析与挑战技术、与不合理的信念辩论、改变语言、行为激活、行为实验、暴露以及问题解决策略等；第二类是"支持和保障性技术"，包括目标设定、结构化访谈中的各项小技巧（如心境检查、议程安排、家庭作业布置、反馈引导、总结）等；第三类是"指导和方向性技术"，如个案概念化等。

(二)接纳承诺疗法

1.概述

接纳承诺疗法(acceptance and commitment therapy,ACT)是一种以行为为导向的心理治疗方法,由美国临床心理学教授史蒂文·C.海斯(Steven C. Hayes)及其同事于20世纪90年代提出。该疗法以功能性语境主义和关系框架理论为基础,旨在通过提高心理灵活性或心理弹性来帮助个体应对生活中的挑战,过上有意义的生活。

2.适用范围

ACT被广泛应用于精神科及内科临床中,对慢性疼痛、精神障碍、抑郁症、焦虑症、强迫症、创伤后应激障碍以及肥胖、艾滋病等都有很好的效果。对于孕产妇来说,ACT可帮助新手妈妈更加真诚地面对自己的内心,拥有更加真实、丰富的情感,过上更加有价值的生活。

3.核心技术

ACT的治疗主要围绕六大核心技术展开,包括接纳、认知解离、体验当下、以己为景、价值观和承诺行动。这些技术作为一个整体相互关联,共同代表着心理灵活性,被称为ACT"灵活六边形"。

(1)接纳(开发的态度):指的是内心体验的接纳,包括思维、情绪和感觉,而不是试图逃避或抵抗。接纳并不意味着喜欢或者想要它们,而仅仅是为它们腾出空间,接受它们的存在。

(2)认知解离(观察你的念头):将思维与现实分开,帮助个体从自己的思维中抽离出来,将思维视为心理事件,而非事实或真理。解离意味着"退一步",与自己的各种念头、想象和记忆保持距离,退后一步来观察它们,而不是与之纠缠。

(3)体验当下(此时此刻):指将注意力集中在当前的体验和当下的瞬间,而非过去或未来。

(4)以己为景(全然察觉):指培养一个超越思维和情绪的自我。这种全然察觉的自我可以不受思维和情绪的影响,能够全面认识自己,并以更宽广的视角看待自身和生活。

(5)价值观(知道什么是重要的):帮助个体澄清自己的核心价值观,明确自己真正重视的事物。

(6)承诺行动(为所当为):在价值观的引导下采取有效的具体行动,以实现生活价值。

(三)人际心理治疗

1.概述

人际心理治疗(interpersonal psychotherapy,IPT)是一种短程、限时和聚焦的心理治疗方法,由美国精神病学家Klerman及其同事在20世纪70年代创立。IPT强调症状与当下人际背景的关联性,把治疗的重点集中在患者人际功能的1~2个关键问题领域,旨在促进患者对当前社会角色的掌控和人际情境的适应,以期达到缓解症状和提升社会功能的目的。

2.适用范围

IPT最初用于治疗成人抑郁症,修订后的IPT适用范围已扩展到老年人、青少年、孕产期女性的抑郁症、焦虑症、创伤后应激障碍等,与认知行为疗法一起成为引人注目的有肯定疗效的心理治疗方法。

3. 核心技术

IPT 的核心技术包括时间线、人际问卷、沟通分析、角色扮演、聚焦于情绪唤起的技术、探索性技术、鼓励情绪的表达、澄清技术、治疗关系应用、行为改变技术以及辅助性技术等。这里仅介绍几种常用技术。

(1)时间线：是在治疗初期用于搜集信息的一种方法，它帮助建立患者的人际事件、情境与症状之间的联系。常见的方法是让患者在横轴上标记时间，纵轴上记录症状的变化，并标注相应的人际事件和情境。这种方法便于识别与症状波动相关的人际问题，帮助患者理解这两者之间的关系，并为确定治疗焦点收集必要信息。原则是从当前时间点开始回顾，而不是从症状首次出现时开始，尤其适用于症状反复出现的长期患者。

(2)人际问卷：常在评估阶段使用，用表格或图表系统地整理出患者当前和过去的主要人际关系。它帮助了解患者的社会互动、社会支持的质量和可获得性，以及可能与症状出现或加重有关的社会和人际问题。问卷内容涵盖与患者互动的重要他人信息，包括互动频率、共同活动、关系期待等，这些有助于识别治疗焦点和制订后续行动计划。

(3)沟通分析：在中期治疗中使用，旨在帮助患者识别和改善沟通问题。通过详细分析患者与他人的重要冲突，包括言语的内外部信息、感受的表达和引发，来发现沟通失败的原因。常见的沟通问题包括非直接沟通、错误的沟通假设、使用模糊语言或沉默等。

(4)角色扮演：是人际心理治疗中促进患者人际问题改变的重要技术。治疗师通过扮演患者的某个重要他人，帮助患者练习新的沟通方式。这种方法有助于提高患者的社会技能，特别是对于那些在人际交往中存在障碍的患者，角色扮演可以探索沟通感受、排练新的互动方式。

(四)社会支持

1. 概述

社会支持在社会学中被定义为一定社会网络运用一定的物质和精神手段对社会弱势群体进行无偿帮助的行为的总和。社会支持有四个功能：情感支持、物质支持、信息支持、陪伴支持。社会支持主要源于家人、朋友、邻居、同事及组织等。

2. 适用范围

社会支持的适用范围广泛，包括所有弱势群体及压力过大的人群。对于孕产期女性来说，良好的社会支持能够促进个体的积极互动，减少抑郁、压力、焦虑，从而降低不良妊娠和分娩结局的风险。

3. 核心技术

社会支持不同于其他精神心理治疗，并不要求提供者必须经过多年的专业培训或持有专业资格证书，其可以是普通医务人员、社会工作者，甚至是任何一位热心的普通人。社会支持的技术涉及多个方面，这里以同伴支持为例进行介绍。

(1)同伴支持：同伴被定义为平等的人，指在人口学特征或社会经历上有相似之处的人；而支持是指具有共同经历的人可以在互惠关系中相互提供深切的同理心、鼓励和帮助。同伴支持主要分为自助团体、互联网支持团体、同伴提供服务、同伴经营、同伴合伙和同伴雇佣六类。其形式有多种，可以是面对面的，也可以是电话或在线的方式。

(2)孕产妇同伴支持：由具有相似生活背景、经历、文化并且关注相同话题的孕产妇，在相互尊重的前提下，进行情感交流、信息互换和相互支持。在评估孕产妇的具体需求后，将具有相似或相关经历、文化背景、语言和生活环境纳入考虑范畴，为孕产妇匹配相应的同伴支持者。随后定期安排其与志愿者会面，或者由志愿者开展团体活动，增强孕产妇信心，构建社会支持网络，共同探讨怀孕和养育子女的感受。

第五节 情景案例

【孕妇信息】
孕妇周女士，怀孕11周，因为老家离医院很远，故搬来城里住，以方便产检。

【情景】
你是一名产科门诊护士，值班时正好接待周女士，聊天过程中，周女士自诉："最近这段日子，我感到非常难过，以前心情不好的时候，我喜欢找朋友们聊聊天，但现在我搬到了一个新地方，除了家人之外，我不认识其他人。最近，我发现自己对任何事情都提不起劲来，以前喜欢散步、做饭，如今一点兴趣也没有。现在，我每天和婆婆一起待在家里，不管我做什么，都感觉不对，我们经常发生争执，我宁愿独自待在房间里。我的丈夫工作很忙，很少在家，即使回来也是倒头就睡。我觉得自己在这边什么事也做不好，一无是处，感觉生活没有意思，我只希望孩子能快点出生，这样我就能结束目前的痛苦了。"

【思考】
1. 根据案例描述，周女士可能存在哪些心理问题？
2. 如何进一步评估周女士的心理状况？
3. 针对周女士的情况，请你以聚焦解决模式下的健康教育方式进行心理健康教育。

解答：
问题1： 通过周女士的自诉，她可能存在以下心理问题。①抑郁情绪：表现为情绪低落，对平时喜欢的活动失去兴趣。②社交隔离：由于搬到一个新地方，缺乏社会支持网络。③自我价值感低下：感觉自己什么事也做不好，一无是处。④家庭关系紧张：与婆婆频繁争吵，丈夫忙于工作，缺乏情感支持。

问题2： 评估方法包括以下几种。①使用筛查工具：如用爱丁堡产后抑郁量表（EPDS）、9项患者健康问卷（PHQ-9）、抑郁自评量表（SDS）等，来评估抑郁症状的严重程度。②进行开放式对话：询问周女士的具体感受，了解她的想法和需求。③观察行为：注意周女士的非言语行为，如面部表情、肢体动作等。④家庭支持系统评估：了解家庭成员对周女士的支持情况。

问题3： 详见本节健康教育过程及解析。

【健康教育过程及解析】
第一步：建立信任关系、描述问题
护士：（语气轻柔）周女士，真的特别感谢您愿意跟我敞开心扉，分享您内心的这些感受。您说的这些，听着就让人心疼。您现在感到难过，发现自己对以前喜欢的活动失去了兴趣，而且在新环境中感到孤独，加上经常与婆婆发生争吵、缺少丈夫的陪伴，这些让您感到更加无助。

周女士：(眼中泛起泪花，无奈地点点头)是的，我真的很想找回以前的感觉，但现在一切都太难了。

护士：(轻轻握住周女士的手，安慰道)我想先告诉您，很多孕妇在孕期都会有类似的情绪体验，有这些想法和情绪也都是正常的。

周女士：(吸了吸鼻子，感激地说)谢谢你，我这段时间真觉得自己孤立无援，太无助了。

解析：

护士以真诚、关切的态度倾听周女士的倾诉，用理解和共情的话语回应她，让周女士感受到被尊重和关心，从而建立起信任的桥梁。护士精准概括周女士面临的问题，使周女士感受到自己的情绪被理解，为后续沟通奠定良好基础。

第二步：确立目标

护士：(眼神温和，充满鼓励)我们可以一起探讨一下，看看有哪些方法可以帮助您感觉轻松、开心。您仔细想想，您最希望改变自己的哪些情况呢？

周女士：(眼神中闪过一丝期待)我想找回一些快乐，哪怕只有几件事能让我重新燃起兴趣也好。

解析：

护士引导周女士自主思考期望达成的改变，将解决问题的主导权交予她。这不仅尊重了周女士的意愿，而且能让她更积极主动地参与到后续寻找解决方案的过程中，因为目标是她内心真正渴望实现的。

第三步：探查例外、实施反馈

护士：您提到以前心情不好时，喜欢和朋友聊天，这是一个很好的应对方式。您也提到以前喜欢散步和做饭，那么在这段时间里，有没有什么事是让您感到快乐或放松的呢？

周女士：(思索片刻)嗯……其实有时候我会去附近的公园散步，那里很安静，我会感觉稍微好一点。

护士：(竖起大拇指)这太棒啦！散步是一种很好的放松方式。您觉得如果定期去散步，会不会对改善心情有所帮助呢？

周女士：(有些犹豫，叹了口气)可能吧，但我总是提不起精神。

护士：(轻轻点头，深表理解)我懂您的感受。那么，当您在公园散步时，有没有什么特别的时刻是让您感到快乐或者平静的呢？

周女士：(脸上浮现出一丝笑意)有啊，我看到小鸟在枝头欢叫，花朵绽放得娇艳欲滴，我就会把那些烦心事都抛到脑后。

护士：这听起来很美好。也许我们可以尝试制订一个简单的计划，比如每周至少去公园散步三次。这样可以帮助您放松，也许还能让您找到一些乐趣。

周女士：(微微点头)嗯嗯，我可以试试。

护士：太好了。另外，您提到和婆婆在一起时会有争执，这肯定让您心里特难受。我想知道在什么情况下，您和婆婆的关系是比较和谐的。

周女士：(认真回忆)我想想……有时候我们一起做饭，虽说中间会有小摩擦，但总的来说还算是愉快的。

护士：那我们可以考虑在做饭时和婆婆一起尝试新的菜谱，这样也许可以改善你们的关系。同时，我也建议您和您丈夫找个时间谈谈您的感受，他可能也很想帮助您。

周女士：(眼神中透露出一丝决心)行,我试试看吧。

护士：当然,如果您感到情绪特别低落,我们这里也有心理咨询服务,可以为您提供专业的支持。记住,您不是一个人在战斗,我们整个团队都会支持您。

周女士：(脸上露出释然的笑容)谢谢您,跟您聊完,我感觉好多了,至少有个方向可以尝试了。

解析：

护士积极探寻周女士生活中的例外情况,即那些曾让她感到快乐或关系和谐的瞬间。基于这些例外,提出具体且可行的建议,如定期散步计划、尝试新菜谱以及向丈夫倾诉等。同时,提供心理咨询服务这一重要支持途径,全方位给予周女士解决问题的方法和资源。

第四步：评价

护士：(微笑着,眼神中满是鼓励)不客气,周女士。我们下次产检时再一起聊聊您的进展。您要知道,每迈出一小步,都是在向美好的改变靠近一大步。您已经做得超级棒啦!

解析：

护士约定下次产检时对周女士的情况进行评估,这种持续的关注能让周女士感受到支持的连贯性。对周女士表达肯定和鼓励,强化她积极改变的行为,增强其面对问题的信心。

第八章

孕期安全指导

学习目标

【知识目标】
1. 明确孕期安全的概念，学会识别安全隐患；
2. 认识孕期生理心理变化，了解孕期的安全防护措施。

【能力目标】
1. 熟练地为孕妇提供日常生活中的安全防护指导；
2. 能够识别孕妇存在的安全隐患，并能及时给出恰当的处理建议。

【素质目标】
1. 提升护士对孕妇进行孕期安全指导的能力，确保提供准确、科学的指导信息；
2. 锻炼护士围绕孕期安全主题，用以问题为导向的合作模式解决沟通冲突。

第一节　概述

一、孕期安全的定义和重要性

孕期的安全是保障母婴健康的重要环节，它涉及日常生活、医疗、营养及心理等多个领域。医护人员应充分重视孕期安全，帮助孕妇意识到孕期安全的重要性，发挥她们的主观能动性，采取相应的措施来保障自身和胎儿的健康。孕期安全的重要性不仅体现在预防潜在风险方面，还体现在为母亲和胎儿创造一个健康、和谐的成长环境。孕期安全的指导涵盖从预防到应急响应的全方位措施，以确保孕妇在生理、心理、社会等多方面得到充分的关怀与支持。

二、孕期安全的特点

孕期安全涵盖了生理、心理以及环境因素等多个方面，不仅涉及医学，还涉及营养学、心理学、公共卫生、运动科学、社会学和法学等多个学科。例如孕妇应避免接触有害物质如铅和汞，这些物质可能影响胎儿神经发育；孕期饮食管理上需要增加热量摄入以满足胎儿需求；营养不良与不良妊娠结局相关，因此孕妇需采取健康生活方式，并获得医疗、心理、营养等多方面的支持。

为了确保孕妇的安全，还需要个人、家庭和社会各个层面的联动合作。个人层面上，孕妇需要关注自身的身体变化，保持良好的生活习惯，定期进行产前检查，及时发现并处理潜在的健康问题。预防措施如定期检查、健康饮食和适度运动可降低并发症风险。家庭层面上，家人应给予孕妇充分的支持和关爱，帮助她们减轻心理压力，提供一个温馨、舒适的环境。社会层面上，政府和社会组织应加强孕期安全的宣传教育，提供必要的医疗资源和公共服务，制定和执行相关的法律法规，以保障孕妇的权益。只有通过多学科的综合研究和多层面的共同努力，才能真正实现孕期安全的目标。

此外，孕期安全需考虑个体差异和孕期状态的变化，安全措施应根据个人特征和孕期阶段进行调整。

三、孕期产生安全问题的原因

(一)生理变化

1.激素水平波动

怀孕期间，体内激素水平显著变化，这可能导致情绪波动、疲劳、恶心等症状，影响孕妇的日常生活和判断能力。

2.身体适应

孕妇的身体需要适应胎儿的生长，可能出现体重增加、关节松弛等，增加了跌倒和受伤的风险。

(二)健康问题

1.慢性疾病风险

孕期可能加重或引发一些慢性疾病，如高血压、糖尿病等，这些疾病可能对孕妇和胎儿的健康构成威胁。

2.感染风险

孕妇的免疫系统变化，使她们更易感染各种疾病，特别是在流行季节或接触不卫生环境时。

(三)心理压力

1.情绪波动

孕期的心理变化和对即将到来的分娩及育儿的焦虑，可能导致压力增加，影响孕妇的心理健康和生活质量。

2.社会支持缺乏

缺乏家庭和社会支持可能加剧孕妇的孤独感和焦虑感，影响其整体安全感。

(四)生活方式

1. 不良习惯

一些孕妇可能在怀孕期间仍然有吸烟、饮酒或不良的饮食习惯,这会增加孕期风险。

2. 缺乏锻炼

虽然适度锻炼是有益的,但有些孕妇因不适或害怕受伤而减少活动,这可能导致身体健康状况下降。

(五)环境因素

1. 居住环境

不安全的居住环境(如湿滑的地面、杂乱的空间)可能增加摔倒和受伤的风险。

2. 接触有害物质

孕妇在日常生活中可能接触有害化学物质、辐射和污染,从而影响胎儿发育。

(六)医疗保障

1. 医疗资源不足

在某些地区,孕妇可能无法获得足够的产前护理和健康教育,增加了健康风险。

2. 信息缺乏

对孕期健康知识了解不足,可能导致孕妇未能采取必要的预防措施。

四、如何做好孕期安全指导?

进行孕期安全指导时,首先,要了解孕期各个不同阶段的生理特点,对孕妇的基本情况展开全面评估,并针对孕妇的实际情况做针对性的指导。其次,加强孕期知识的宣教,教育孕妇识别妊娠期不适症状,指导孕妇维持良好的心理状态,避免因身心不适而引发安全问题。此外,还应关注孕期的日常起居和衣食住行,教会孕妇识别安全隐患,预防安全事故,将孕期安全防护措施常态化、具体化,纠正不良生活习惯,促进母婴健康。

第二节 常见的孕期安全问题

一、孕期日常生活中的安全问题

1. 衣着安全:选择适宜的着装

随着孕期的进展,孕妇的身体会发生显著变化,包括体重增加、腹部膨隆等。穿着过紧或不透气的衣物可能导致血液循环不畅,增加静脉曲张的风险。因此,选择合适的服装对于保护孕妇和胎儿的健康至关重要。孕妇应选择宽松、透气、材质柔软的服装,以减少对身体的压迫和不适感。用天然纤维(如棉和亚麻)制成的衣物,不仅透气性好,还有助于吸收汗液,保持皮肤干爽,从而降低感染的风险。此外,孕妇在选择服装时还应考虑其活动性,避免穿着限制身体活动的紧身衣物,以免影响日常活动和运动,进而影响胎儿的正常发育。在孕期,服装的选择应以舒适、安全、健康为原则,确保孕妇和胎儿的安全。

孕妇在怀孕后,因为新陈代谢改变和体型发生变化等原因,有一些首饰不宜佩戴,如戒指、手镯以及特殊材质的首饰等。鉴于戒指的圈型大小通常固定不变,孕期手指变粗后,佩戴过紧的戒指会阻碍肢体的血液循环。尤其在孕晚期水肿加剧时,原本合适的戒指会显得过紧,若未能及时摘除,不仅会影响血液循环,还可能导致局部皮肤受损。手镯同样存在这一问题,由于肢体变粗,原本活动自如的手镯可能紧勒腕部难以移除,这将给孕妇在手术室待产时带来诸多不必要的困扰,例如阻碍输液、静脉穿刺等操作。此外,一些由特殊材料制成的首饰,如磁石、锗粒等宣称具有磁疗效果的首饰,其材质一般为带有辐射的金属或矿石。尽管其经过加工处理,但胎儿对外部环境极为敏感,为保障胎儿健康,孕妇应避免佩戴此类首饰。

2. 食品安全:营养均衡,避免有害食品添加剂

妊娠期选择营养均衡的食物对于母婴健康非常重要。大多数孕妇已经知道应如何避开食物中的有害化学物质,然而,被细菌和寄生虫污染的食物,也会引起各种胃肠道不适,甚至造成严重疾病及不良妊娠结局。

不要购买保存不当的鱼、肉、蛋以及看起来发胀的罐头等。处理食物前要洗手,碰过生肉、鱼或鸡蛋后也要及时洗手。保持厨房灶台、水池和案板干净,生熟食品使用不同的案板。如果时间充足,尽量让食物在冰箱里解冻,不要在室温下解冻食物,室温下会造成微生物大量繁殖。孕期不吃生的或未加工彻底的肉类、家禽、鱼贝等。鸡蛋必须彻底煎熟,不吃生鸡蛋、溏心蛋等。不吃未经高温灭菌或巴氏消毒的生鲜奶,这种没有经过加工的生鲜奶可能含有布鲁氏杆菌、结核分枝杆菌、大肠埃希菌、沙门氏菌及李斯特菌等致病菌,并且冷藏保存不当极易腐败变质。

此外,还需额外注意不饮酒、不食用含酒精食品。孕妇喝酒会增加流产、早产和胎儿畸形的风险,还会影响胎儿的智力发育。除了饮酒外,要注意烹调时所用的料酒、醪糟,以及一些腐乳、腊肠、朗姆冰淇淋等都是含酒精的食品,尽量避免摄入,部分食品可在酒精挥发后再食用。

孕期营养指导原则强调,孕妇应遵循均衡饮食,确保摄入足够的维生素和矿物质,同时避免摄入过量的添加剂。某些添加剂可能对胎儿的发育造成不利影响。如食品中的防腐剂、人工色素和甜味剂等,虽然在一般人群中可能被认为是安全的,但对于孕妇和胎儿来说,却可能带来潜在风险。研究表明,某些防腐剂如亚硝酸盐可能与婴儿出生缺陷有关,而人工色素则可能影响儿童的行为和认知发展。因此,孕妇应优先选择新鲜、未加工或少加工的食品,以减少添加剂的摄入。在日常生活中,孕妇可以通过阅读食品标签来识别和避免食用含有潜在有害添加剂的食品。国家对食品添加剂的使用有严格的限制,孕妇可以参考国家标准来做出更安全的选择。

在孕期,家庭成员的支持也至关重要。家庭成员可以一起学习如何制作健康、无添加剂的餐点,这不仅有助于孕妇的营养摄入,也有助于培养家庭成员的健康饮食习惯。通过这样的方式,孕妇不仅能够避免摄入有害的食品添加剂,还能在孕期保持良好的心理状态,为分娩和产后恢复打下坚实的基础。

3. 居住环境安全:营造舒适、健康无污染的居室环境

空气污染可能对孕妇造成伤害,影响胎盘的发育。对于孕妇来说,即使孕期暴露于低浓度空气污染，也可能造成大脑、心脏和肺部损伤，甚至导致早产或者胎儿健康缺陷。

孕妇可以通过采取防护措施和改善居家环境，来降低吸入空气污染物的风险。沙尘天气会使得空气中悬浮颗粒物的浓度大幅上升，外出时要做好防护，比如外出时尽量佩戴口罩、纱巾等防尘用品。外出归来时应及时清洗面部和鼻腔，孕妇在沙尘天气尽量避免外出。

此外，室内也要注意提高居住环境的卫生质量，保持良好的通风条件。一方面通风有利于室内污染物的稀释和外排；另一方面空气中的氧气有助于有机污染物的降解，抑制霉菌产生和繁殖，减少细菌类空气污染物。可采用湿式清理灰尘的方法，保持室内干净，避免室内尘土悬浮。使用加湿器将室内湿度升至50%以上。还可通过种植绿色植物，保持室内空气湿度。此外，还应定期清洗床上用品。

4. 孕期出行安全：选择合适的交通工具，避免风险活动

孕期出行，在选择交通工具时应避免长时间的飞行，因为长时间的高空飞行可能会增加深静脉血栓的风险。此外，孕妇应优先选择有安全带且能提供充足活动空间的交通工具，以减少因长时间保持同一姿势而带来的不适或潜在健康风险。若无并发症，可选择公交车、私家车、地铁、火车、飞机或轮船，长途旅行优先考虑火车或飞机。避免长时间乘车，选择靠窗座位以便活动。怀孕后不宜骑自行车或电动车，以防下肢疲劳、盆腔充血及对胎儿造成不良影响。乘坐飞机时，需提供医生证明，系好安全带，超过36周不建议乘飞机。乘坐轮船前应咨询医疗设施，携带常用药物，注意饮食卫生，预防肠胃疾病。

公共交通工具，如地铁和公交车，虽然为孕妇提供了便捷的出行方式，但高峰时段的拥挤可能对孕妇造成不必要的压力和产生碰撞风险。因此，孕妇在乘坐公共交通工具时，应尽量避开高峰时段，并选择人流较少的路线和车辆。此外，一些城市针对孕妇提供了优先座位或专用车厢，以确保孕妇在出行时能够得到必要的照顾和保护。孕妇在日常乘坐地铁等公共交通工具时，安检是必须经历的环节。安检门和金属探测仪发出的低频电磁波是安全的，不会对孕妇及胎儿造成影响。孕妇若对金属探测仪有顾虑，可请求不使用。安检的行李检测仪属于电离辐射，孕妇应避免靠近传送带出入口，可请求安检人员协助取放行李。若自行放置行李，应迅速通过安检门，减少与铅帘接触时间，并在通道出口快速取回行李，避免在帘口附近逗留。

在孕期出行安全的规划中，还应考虑到紧急情况下的应对措施。孕妇应随身携带医疗卡、紧急联系人信息以及产检资料，以便在遇到紧急情况时能够迅速获得帮助。同时，孕妇和家庭成员应了解最近的医院位置以及如何快速到达，确保在紧急情况下能够得到及时的医疗援助。孕妇避免乘坐摩托车、自行车等不稳定的交通工具，因为这些交通工具在发生意外时，孕妇更容易受到伤害。

5. 放射线防护：避免不必要的 X 线检查，适度使用电子产品

(1) 医疗放射线检查的必要性与风险。目前国内外对孕产妇的辐射防护要求都是非常严格的。美国放射学会和美国妇产科医师学会制订的辐射暴露指南明确指出，小于 5 rad (50 mSv 或 50 mGy) 的放射剂量不会对接受影像学检查患者的胎儿造成损害。在一次常规腹部 X 线检查中胎儿受到的辐射量为 2.5 mGy，而在一次腹部 CT 检查中胎儿受到的辐射量为 30 mGy，所以孕期单次 X 线或 CT 检查对胎儿是安全的。人类胚胎器官分化发育最敏感的阶段为孕 5~11 周，如果在这个最敏感阶段暴露于不良因素，最容易导致出生缺陷的发生。在这之前，它还只是一个细胞，当暴露于不良因素，带来的是"全或无"的影响。如果有影响，

胚胎就停止发育；如果没影响，就不会增加出生缺陷的发生率。在孕 12 周之后，多数重要组织器官已经分化形成雏形，以后主要是组织器官的继续长大，这个阶段是外界不良因素致畸的低敏感期。孕晚期则进入非敏感期，不良因素的暴露一般不会引起出生缺陷，即使引起出生缺陷，也往往比较轻。CT 扫描时，使用非常集中的 X 射线束，做好腹部的防护后，再进行头部或胸部的 CT 扫描不会对正在发育的胎儿造成影响。对孕妇身体的任何部位进行一次 CT 扫描都不会对胎儿造成影响，但是多次扫描射线剂量会累积，可能会有问题。孕妇不应该因为害怕辐射而拒绝做 X 线或 CT 检查，这是诊断孕妇潜在的严重或紧急疾病所必需的。即使如此，如果没有绝对的必要，不建议妊娠期做放射检查。

（2）日常生活中放射线的防护。在日常生活和工作的环境中，辐射虽然无处不在，但环境中的辐射量很小，如手机、电脑、微波炉等。对于孕妇来说，首先应该选购安全合格的微波炉，微波炉开启后，应该与微波炉保持 50 cm 以上（最好 1 米以上）的距离，可以最大限度地降低电磁辐射。许多孕妇担忧手机与电脑辐射可能对健康造成影响，尤其是对胎儿安全的潜在威胁。实际上，手机与电脑这类电子产品属于非电离辐射源，尽管它们会产生一定量的辐射，但其辐射强度是有限的，不足以对人体健康造成严重伤害，对胎儿的影响亦是极其微小的。因此，只要孕妇适度使用，无须过度忧虑手机和电脑会对胎儿产生不良影响。在操作电脑时，建议与电脑正面保持至少 70 cm 的距离，同时与电脑的后部及侧面保持不少于 20 cm 的距离，这样可以显著减少电磁辐射的吸收。此外，应合理安排室内办公设备的布局，避免过于集中，以减少暴露于过量辐射的风险。长时间使用电脑可能会加剧眼部疲劳，并可能引发头晕、头痛等症状。因此，建议工作 1 小时后至少休息 10 分钟，或起身活动。对于长时间操作电脑的孕妇，为了进一步确保安全，可以考虑穿着防辐射服装。

二、孕期容易出现的几种特殊安全问题

1. 跌倒的预防

孕妇在怀孕期间容易跌倒，主要归因于身体重心的变化、平衡能力的下降、孕期生理变化带来的疲劳感、关节松弛以及头晕等症状。

随着孕周的增加，孕妇的腹围增大，反应变得迟钝，本体感觉下降，走路时容易失去平衡，尤其是在路面湿滑的情况下。此外，孕期激素的变化使关节韧带变得松弛，加上腿脚水肿的影响，进一步增加了跌倒的风险。跌倒可能对孕妇和胎儿造成潜在威胁，如早产、流产、宫缩、胎盘早剥及骨折等危险。

为预防孕妇跌倒，可以采取如下措施。

（1）保持居住环境的整洁，清除地面杂物，避免滑倒隐患。

（2）选择合适的鞋子，如平底防滑鞋，以增强脚部的摩擦力和支撑性。

（3）进行适度的孕期运动，如孕妇瑜伽或散步，以增强身体的平衡感和力量。最后，孕妇在外出时最好有人陪伴，特别是在不熟悉或人多的环境中，以降低意外发生的风险。

（4）孕妇还可以通过一些平衡练习来改善孕期平衡，减少僵硬感和不适，进一步降低跌倒的风险。这些练习通常侧重于增强核心肌群、大腿和髋部的力量，为身体提供更稳固的支撑。然而，在进行任何锻炼前，孕妇应先咨询医生确保安全。

总之，孕妇应时刻注意自身安全，采取有效的预防措施，避免跌倒等意外事件的发生，保护自己和胎儿的健康。

2. 深静脉血栓的预防

在孕期，深静脉血栓形成的风险增加，一旦产生深静脉血栓，将会影响母体和胎儿的健康，如导致肺栓塞、腿部肿胀、疼痛和皮肤变化、胎盘血流供应不足导致胎儿生长迟缓等。预防深静脉血栓形成的措施包括生活方式的调整和医疗干预。

(1)定期运动。适度身体活动可以促进血液循环，如散步、游泳或孕妇瑜伽等。身体允许的情况下，建议每天进行 30 分钟的低强度运动。

(2)避免久坐、久站。如果需要长时间坐着或站立，建议每隔 1 小时起身，走动几分钟以促进血液循环。

(3)腿部锻炼。简单的腿部运动：如踝泵运动、踮脚尖、脚踝旋转和膝盖抬高等，可以帮助促进小腿肌肉的收缩，增强血液回流。在坐着时，可以通过收缩小腿肌肉来刺激血液流动。

(4)穿着医用弹力袜。医用弹力袜(如压缩袜)可以帮助改善腿部血液循环，减少静脉淤血的风险。选择合适的压缩级别和长度，通常建议在医生的指导下使用。

(5)充足的水分摄入。充足的水分摄入有助于保持血液稀薄，防止血栓形成。

(6)均衡饮食。确保饮食多样化，多食水果、蔬菜和全谷物，限制摄入高盐、高脂肪和高糖的食物，以保持合适体重。

(7)控制体重、避免高风险因素。孕期体重增加是正常的，但注意保持在医生建议的范围内。过重可能增加血栓的风险。避免吸烟：吸烟会增加血栓形成的风险，孕妇应避免吸烟及二手烟的暴露。

(8)定期进行产前检查、了解和管理医疗风险。遵循医生的建议，定期进行产前检查，监测血液凝固状态。有特殊风险的孕妇：如果之前有深静脉血栓(DVT)史、静脉曲张、肥胖或其他相关疾病，医生可能会建议采取额外的预防措施，例如使用抗凝药物。

(9)旅行时的注意事项。如果计划长途旅行，特别是坐飞机，应咨询医生，了解相关的预防措施。旅行中定期活动：在旅行中，定期站立和活动，做腿部运动以促进血液循环。

(10)警惕症状。了解 DVT 的症状：如腿部肿胀、疼痛、发红或温度升高等。如果出现这些症状，应立即就医。

第三节　孕期安全的评估

一、孕期安全评估

1. 评估孕妇的身心状况

定期进行产前检查。监测孕妇的血压、体重和血糖水平，及时识别妊娠高血压、妊娠糖尿病等并发症。定期自我监测身体变化，包括体重增加、腹部不适、胎动变化等，了解正常与异常的表现。出现异常症状后及时就医，及时干预头晕、低血糖、剧烈呕吐等症状。关注自身的心理健康状态，识别孕期可能出现的焦虑、抑郁等情绪问题。

2. 识别环境中的安全隐患

评估居住环境的安全性，检查是否存在滑倒、绊倒的风险。记录饮食习惯，确保饮食多样化、营养均衡、注意食物过敏的可能性。准确评估身体活动水平，识别走路时的安全隐患，如路面不平、湿滑等。

二、孕期安全评估工具

（1）针对孕妇行动安全，可以使用量表孕期身体活动问卷（Pregnancy Physical Activity Questionnaire，PPAQ）和健康促进生活方式量表（Health Promotion Lifestyle Scale，HPLP-C）等评估孕妇日常活动的情况，包括活动能力、意愿、模式等。

（2）针对孕妇平衡能力，可以使用 Berg 平衡量表（Berg Balance Scale，BBS）（表 8-1）和 Morse 跌倒风险评估量表。BBS 由 14 个条目组成，可以用于评估孕妇在不同姿势下的平衡能力。Morse 跌倒风险评估量表可以用于医院环境，通过评估历史跌倒、身体状况、药物使用等因素来判断跌倒风险。

表 8-1　Berg 平衡量表

项目	评定指令	评分标准/分				
		4	3	2	1	0
1. 由坐到站	尽量不用手支撑，站起来	不用手支撑即可站起来且保持稳定	用手支撑站起来且保持稳定	尝试几次后，能用手支撑着站起来	站起来或稳定需要少量帮助	站起来需要中等或大量帮助
2. 独立站立	请独立站立 2 分钟	能安全独立站立 2 分钟	在监护下能站立 2 分钟	能独立站立 30 秒	尝试几次才能独立站立 30 秒	不能独立站立 30 秒
3. 独立坐	两手抱胸坐 2 分钟（背部无支持，脚可踩在地上或矮凳上）	能安全无协助地坐 2 分钟	在监护下能坐 2 分钟	能独立坐 30 秒	能独立坐 10 秒	需支撑才能坐 10 秒
4. 由站到坐	请坐下	只需很少帮助（手支撑）就能安全坐下	需要用手控制才能慢慢坐下	需用腿后部靠着椅子来控制坐下	能独立坐下但下降过程无控制	需要帮助才能坐下
5. 床→椅转移	床→椅转移	能安全转移很少用手	能安全转移需用手支撑	口头提示/监护下能转移	需一个人帮助转移	需两个人帮助转移/监护

续上表8-1

项目	评定指令	评分标准/分				
		4	3	2	1	0
6. 闭眼站立	闭眼站立10秒	能安全地闭眼站立10秒	在监护下闭眼站立10秒	闭眼站立3秒	不能闭眼3秒但能安全地站立	需帮助防止摔倒
7. 双足并拢站立	无支撑下双足并拢站立	能双足并拢并安全地站立1分钟	在监护下双足并拢并安全站1分钟	能双足并拢但不能保持30秒	需帮助并拢双足但能站15秒	需帮助并拢双足且不能站15秒
8. 站立位上肢前伸	将上肢抬起至90°，伸开手指，身体前倾最大值时，测量手指向前伸的距离，注意避免身体旋转）	能安全地向前伸25 cm	能向前伸12 cm	能向前伸5 cm	在监护下能向前伸	需外部支撑/向前伸时失去平衡
9. 站立位从地上捡物	站立位捡起脚前面的拖鞋/物品	能安全容易地捡起拖鞋	在监护下能捡起拖鞋	不能捡起拖鞋但距离物品2~5 cm时能独立保持平衡	不能捡起拖鞋，尝试时需监护	不能尝试/需提供帮助以防止失去平衡或摔倒
10. 转身向后看	左转看身后，再右转看身后（医生在患者背后直接观察，鼓励患者转身）	能从左右两边向后看，重心转移较好	能从一边向后看，另一边重心转移较少	只能从一边向后看，但平衡较好	转身时需监护	需提供帮助以防止重心不稳或摔倒
11. 转身一周	顺时针转身一周，暂停，再逆时针转身一周	安全转身一周用时≤4秒	只能从一个方向转身一周用时≤4秒	能安全地转身一周但较缓慢	需要密切监护或口头提示	需要帮助

续上表8-1

项目	评定指令	评分标准/分				
		4	3	2	1	0
12. 双足交替踏	无支撑下双足交替踏台阶/矮凳4次	能安全独立地交替踏4次，用时≤20秒	能独立地交替踏4次，用时>20秒	在监护下（不需帮助）双足交替踏2次	需提供少量帮助后能双足交替踏>1次	需提供帮助以防止摔倒
13. 双足前后站	（示范）一只脚向前迈步。如果不能直接向前迈步，尽量向前迈远点，前脚的脚跟在后脚的脚趾前，步长需超过脚长，步宽需约等于患者的正常步宽	能独立向前向后迈一步并保持30秒	能独立向前迈一步并保持30秒	能迈一小步并保护30秒以上	迈步时需帮助但能保持15秒	在迈步或站立时失去平衡
14. 单腿站立	无支撑下单脚站立尽可能长的时间	单腿独立站立>10秒	单腿独立站立5~10秒	单腿独立站立≥3秒	能抬起脚独立站立但不能保持3秒	不能尝试/需提供帮助以防止摔倒
总分	<40, 有摔倒的危险；0~20, 限制轮椅；21~40, 辅助下步行；41~56, 完全独立					

▶ 第四节　孕期安全的干预与促进

一、健康生活方式的建立

在孕期建立健康的生活方式可以有效地保障孕期安全，包括均衡饮食、适度运动以及保证充足的睡眠等。确保摄入足够的营养，选择丰富多样的食物，特别是含叶酸、铁、钙等关键营养素的食物；根据医生建议进行适量运动，如散步、孕妇瑜伽等，以增强体力与适应孕期变化；保持规律的作息，确保获得充足的休息，以支持身体的恢复与胎儿的发育。

二、孕期安全知识普及

帮助孕妇及家属了解孕期安全知识，强调定期进行产前检查的重要性，及时发现并处理潜在问题。帮助他们了解孕期常见并发症，学会识别妊娠高血压、妊娠糖尿病等疾病的征兆，以便及时进行医疗干预，并且告诉孕妇及家属药物、化学品、环境污染等对孕期可能造成的危害以及预防方法等。

1. 孕期自我监护技能

培养孕期自我监护技能，增强孕妇对自身健康的关注，如体重监测，让孕妇定期记录体重变化，避免体重增长过度或不足；做好情绪管理，学习如何应对孕期情绪波动，以促进心理健康；同时，教会孕妇自我检测胎动的方法，了解正常的胎动频率和方式，以便及时发现异常。

2. 政策与法规支持

（1）孕期劳动保护政策。制定和落实孕期劳动保护政策，确保孕妇的工作环境安全，具体措施包括：①法定假期，提供充足的产假及产前假，确保孕妇在怀孕期间获得必要的休息时间；②工作调整，允许根据孕妇的身体状况，灵活调整工作内容或工作时间，降低工作强度；③卫生和安全标准，加强工作场所的卫生与安全监管，减少对孕妇的职业危害。

（2）社会支持系统。家庭支持的重要性不容忽视，一个充满温暖和关爱的家庭环境对于孕妇来说至关重要。在这样的家庭中，孕妇可以获得全方位的情感支持、生活照料以及健康陪伴。家人们通过情感上的关心和理解，帮助孕妇有效缓解压力和焦虑，使她们在孕期能够保持良好的心态。家庭成员们还应积极协助孕妇处理各种日常事务，从而减轻她们的生活负担，让她们能够更加专注于自身的健康和胎儿的发育。孕妇和家人共同学习育儿知识，不仅有助于孕妇更好地了解孕期的各种注意事项，还能增强她们的信心和安全感。

第五节　情景案例

【孕妇信息】

孕妇赵女士，38 岁，怀孕 10 周，头胎，职场女性，平时工作压力较大，睡眠不佳。

【情景】

你在妇产科病房工作，赵女士预约了今天上午 11：00 的产科门诊，结果她因为一些原因没有及时就诊，她一个人匆匆赶到门诊时已经是 12：20，于是她来到了病房护士站，要求病房安排一名医生面诊。此时病房仅有 1 名值班医生，且正在病房处理其他患者事宜，因此暂时无法安排赵女士就诊。赵女士表现得非常强势，表示作为高龄产妇还要兼顾工作，怀孕非常不易，且因为早上忘记穿防辐射服经过了正在使用的微波炉旁，所以非常担心胎儿会受到辐射的影响。此外，她刚开车来医院时，还不小心将咖啡洒在了身上，所以她现在心情非常糟糕，强烈要求现在安排医生看诊，且因为没有见到医生其正在护士站大声喧哗。

【思考】

1. 假设现在无法安排医生接诊，作为值班护士，你该如何避免冲突升级？

2. 请阅读本节的健康教育过程及解析，并分析其中提到的两种冲突处理方式有何不同？

解答：

问题1： 首先分析情景，冲突发生的直接原因是孕妇错过了预约时间并且到病房后没有医生接诊，其根本原因是担心自己和胎儿的安全，想得到关于自身疑问的解答。冲突是指群体内部个体与个体之间存在互不相容、互相排斥的一种矛盾表现形式。当双方的观点、角色、信念、认识、行为和价值观存在对立或差异时就可能发生冲突。护士在日常工作中难免会遇到发生冲突的场景，尤其面对孕产妇这一特殊人群时，冲突若不能很好地解决，可能会导致矛盾升级，进而引发孕产妇安全问题，也会增加不良事件的发生概率。因此如何有效地管理冲突是护士必须学习的重要技巧之一。达成冲突管理目标需做好以下几点：①找到引发冲突的原因；②分析冲突的发生发展过程；③能够用自信的、双赢的、以解决问题为导向的合作模式来解决冲突。

问题2： 详见本节健康教育过程及解析。

【健康教育过程及解析】

处理方式(一)

赵女士： (态度强硬)护士，我上午的门诊没有赶上，现在门诊下班了，但病房应该有医生吧，请现在安排一个医生帮我检查。

护士： (面无表情)您好，这里是住院部，您请到门诊就诊，病房医生们都在忙于处理住院患者的事，可能无法立即接待您。

赵女士： (急躁，音调变高)一个医生都没有吗？我又不是没挂号，只是迟到了，我怀着孕来一趟很不容易，你们能不能考虑一下孕妇的难处，不能立刻叫一个医生来给我看看吗？

护士： (不耐烦)门诊下午有医生坐诊，你下午再去门诊就可以了。

赵女士： (着急，快哭出来)下午要2：30门诊才会开门，而且医生也不是我挂了号的那位，他们会给我看吗？我今天早上没穿防辐射服坐到了微波炉旁边，很可能我肚子里的宝宝已经受到了辐射，我很着急，到现在还没吃东西，我等不到下午了，现在就要医生给我看。

护士： (冷漠)微波炉辐射没事的，你在这里等也没用，现在没有医生有空，你别在这里影响我们工作了，再说，谁叫你自己迟到的呢？

赵女士： (彻底被激怒，咆哮起来)你说没事就没事，万一有事你负得起责吗？我影响了你什么工作，我也是来看病的……

(孕妇赵女士被激怒，开始辱骂护士，并去投诉了该护士，投诉点在于觉得其缺少同理心，不考虑患者难处，服务态度恶劣。护士也觉得非常委屈。)

解析：

在此冲突处理过程中，一开始赵女士态度强硬，因上午错过门诊，在门诊下班的情况下，要求住院部马上安排医生为她检查，强调自己是孕妇且来医院不易。而护士则刻板地坚守规则，只是机械地告知周女士应前往门诊就诊，病房医生在忙无法接待，语气生硬且缺乏灵活性。面对赵女士的焦急，护士不仅未给予安抚，还冷漠地称"微波炉辐射没事""谁叫你自己迟到的"，这种毫无同理心的回应，彻底激怒了赵女士。赵女士情绪从最初的着急逐渐演变为愤怒，最终对护士进行辱骂并投诉，而护士也因自己按章办事却遭投诉而感到委屈。整个过程双方缺乏有效沟通，护士的不当回应直接导致矛盾不断升级、冲突变得愈发激烈。

处理方式(二)

赵女士： (态度强硬)护士，我上午的门诊没有赶上，现在门诊下班了，但病房应该有医生吧，请现在安排一个医生帮我检查。

护士：（微笑）您好，这里是住院部，非常抱歉现在病房医生们都在忙于处理住院患者的事，您可以先告诉我您有哪里不舒服或者有什么问题需要我们帮助解决的，或许我可以帮您想想办法。

赵女士：（着急，语速快）我早上在餐厅正准备吃东西，结果突然发现旁边桌子上有个微波炉正在使用，平时我都穿了防辐射服，今天出门急就没有穿，想到微波炉辐射大，我就很害怕，就马上挂了产科门诊的号准备来医院看看。结果我不小心走错了路，赶到门诊时医生已经下班了，我想着病房肯定有医生，我怀着孕来一趟很不容易，你们考虑下孕妇的难处，安排一个医生来给我看看吧。

护士：（点头，关切）我了解了，但是很抱歉，现在医生可能暂时没空过来为您看诊。您可以先给我看一下您门诊的预约信息吗？

赵女士：（拿出预约单）我预约的是李教授 11：00 的门诊，她在病房吗？如果她不在，安排其他的医生看也行。

护士：（抱歉的眼神）李教授现在不在病房，其他的医生暂时都在忙碌，无法抽出时间来接待您。您现在除了担心微波炉的辐射会影响您和胎儿的健康外，还有什么要向医生咨询的吗？

赵女士：（急切点头）主要就是担心这个，除此之外，我还想知道日常要怎么注意安全，毕竟我还得天天上班。

护士：（耐心解释）您担心的微波炉辐射这个问题我可以回答您，微波炉的微波属于非电离辐射，理论上安全合格的微波炉在使用时若间隔 1 米以上的距离是不会对您和孩子产生影响的，您不必过分担心。

赵女士：（惊讶，情绪逐渐缓和）真的吗？那就好。

护士：（微笑询问）您还在上班，每天都需要自己开车，对吗？

赵女士：（疑惑）是的，我住的地方比较远，公交地铁都不方便，孕妇不能开车吗？

护士：（耐心讲解）是可以开车的，不过需要注意，比如控制车速，避免紧急刹车和紧急转向等；使用安全带的时候要注意，腰带应置于腹部以下，不要压迫到隆起的肚子。相较于孕前您更应谨慎小心，如果身体状况不允许或路况不佳，应尽量避免驾车并选择其他安全的出行方式。

赵女士：（点头）好的，我现在还没有显怀，但以后肚子大了，我就把安全带的位置调整一下。

护士：（温和提醒）您提到您上午有喝咖啡，这个饮料不太适合孕期饮用，建议您尽量少喝咖啡，或者选择低咖啡因的饮品。

赵女士：（点头）好的，我尽量。我一上午都在担心，连饭都没有吃，现在安心一点了。对了，我最近吐得非常厉害，有时还会出现头晕，还是让医生看看我才放心。

护士：（关切）孕期更要及时进餐哦，我建议您先去吃个午饭，休息一下。如果您还有问题需要咨询或者有些检查要做，可以 2：30 去门诊。我们科有其他医生在门诊坐诊，到时候您可以跟门诊导诊说明一下情况。医院针对过号的门诊患者也有相应的处理流程。您看行吗？

赵女士：（感激）好的，谢谢你。

解析：

在这次沟通中，赵女士起初依旧态度强硬地要求住院部安排医生帮其检查。但护士先是表达"非常抱歉"并主动提出想办法，展现出同理心与积极态度，拉近了与赵女士的距离。面对赵女士对微波炉辐射的担忧，护士凭借专业知识详细解答，体现了专业性并获取了信任。护士主动询问赵女士工作出行情况，给出孕期开车、饮食等方面的建议，全面关怀并改善了她的情绪体验。最后护士告知医生无法立即看诊后，并合理引导其下午去门诊，同时说明了过号处理方法，为其提供了解决问题的方案，从而有效化解了潜在冲突，展现出良好的冲突管理能力。

第九章

孕期运动指导

🔊 **学习目标**

【知识目标】

1. 能够系统阐述孕期适合的运动种类及其特点；
2. 熟知孕期运动对孕妇身心健康及胎儿发育的益处；
3. 掌握孕期运动的目标及具体要求，包括运动时间、强度、频率及注意事项。

【能力目标】

1. 能够根据孕妇的身体状况、运动能力及健康需求，制订科学、个性化的孕期运动计划；
2. 熟练指导孕妇正确进行常见的孕期运动，确保动作规范、安全且有效；
3. 具备识别孕妇运动过程中出现的不适及异常情况的能力，并能及时提供恰当的处理建议或转诊指导。

【素质目标】

1. 培养护生对孕妇孕期运动指导的责任感和专业精神，确保提供准确、科学且实用的运动指导信息；
2. 提升护生与孕妇及其家属的沟通能力，建立信任关系，确保孕期运动健康教育的有效实施和良好效果。

▶ 第一节 概述

一、孕期运动的概念

运动是指由有计划、有组织和重复的身体活动组成的体育活动，是健康生活方式的重要组成部分，对维持人体健康具有重要作用。孕期运动则是指女性在妊娠期间参与的，旨在增强体质、促进身心健康、改善心理状态以及为分娩做准备的有计划、有组织的身体活动。这些活动充分考虑到孕妇的特殊生理状态，确保在适宜的强度、频率和持续时间内进行，以促进母婴健康，同时避免对胎儿产生任何潜在的不良影响。

二、孕期运动的重要性

缺乏运动是全球范围内导致早期死亡的第四大风险因素，而孕期缺乏运动和体重过度增加已被证实是孕期肥胖、妊娠糖尿病及相关妊娠并发症的独立危险因素。现有研究表明，对于无妊娠并发症的女性，孕期运动不会增加胎儿发育不良、流产或早产的风险。在没有医学并发症或禁忌证的情况下，孕期运动是安全且可行的，因此应积极鼓励和倡导孕妇继续或开始孕期运动。妊娠期间，女性身体会发生一系列解剖学和生理学变化，例如腰椎前凸、关节负担加重、血容量增加、外周循环组织阻力降低以及肺储备能力下降等。适度孕期运动能够为孕妇带来多方面的益处。①促进生理健康：孕期运动能够加速全身血液循环，增加各脏器的氧气供应，同时增加能量消耗。这不仅有助于促进胃肠蠕动、减少便秘，还能改善盆腔充血状况，减轻腰背部疼痛和关节水肿。此外，孕期运动还能预防血栓形成，改善心肺功能，缓解疲劳，并有助于改善睡眠质量。②预防妊娠并发症：孕期运动可以优化胰岛素受体功能，提高胰岛素的敏感性和反应性，降低胰岛素抵抗。同时，它有助于维持糖代谢与脂肪代谢的平衡，有效控制孕期体重过度增长，从而预防妊娠糖尿病（gestational diabetes mellitus，GDM）和子痫前期等妊娠并发症的发生。③助力分娩与产后恢复：孕期进行盆底肌功能锻炼，有助于缩短产程，提高阴道分娩的成功率，并降低剖宫产率。此外，盆底肌锻炼还能降低阴道分娩后尿失禁的发生率，促进产后恢复。④改善心理健康：孕期运动能够帮助孕妇释放压力、放松心情、增强自信心，从而改善情绪状态，降低发生产后抑郁的风险。

三、如何做好孕期运动指导？

做好孕期运动指导，首先，要普及孕期妇女的生理及解剖变化知识，以及孕期运动的可行性及重要性，促使"运动即良药"的观念深入人心；其次，需要综合考虑孕妇的身体状况、身份、年龄、孕周、个人偏好及环境，提供在运动方式、强度、持续时间、频次、运动量以及进度安排等方面具有针对性、个性化的运动处方；再次，可充分利用多媒体资源，以图画或视频教程等形式，将孕期运动处方简明化、具体化、形象化，增加实际可操作性。

▶ 第二节　常见孕期运动方式

一、孕期可选择的运动方式

孕期最安全的运动方式应既能维持孕妇孕期体重的合理增长，又不引起胎儿窘迫和子宫收缩。有氧运动及抗阻力运动是孕期可接受的运动方式。有氧运动可以改善孕妇心肺功能，预防慢性疾病，防止体重过度增长；抗阻力运动则着重于增强肌肉力量，改善整体的健康情况，使孕妇精力充沛。孕妇进行有氧运动与抗阻力运动的结合运动更有利于改善妊娠结局，推荐的运动有以下几种。

1. 散步/快走

散步/快走是孕期首选的运动方式，不需要借助任何器械，几乎适合所有孕妇，且整个孕期都很安全。体重正常的孕妇在孕期建议每周散步/快走 5~7 次、每次 30 分钟,这可有效降低巨大儿的概率。

2. 固定式自行车运动

固定式自行车相对稳定的设计可保障孕期运动的安全性,运动时需调整座椅高度和脚踏位置,以缓解膝盖、踝关节的压力。

3. 游泳

游泳是孕妇参与度较高的水中运动类型。游泳能够增强心肺功能,而且水的浮力可以减轻关节负荷,锻炼肌肉并提高其协调性,增强耐力。

4. 肌肉力量训练或抗阻力运动

在注意安全的情况下可进行肌肉力量训练或抗阻力运动,最常见的形式是使用弹力带或举重。进行力量训练时,应注意选择合适的强度,避免受伤,并在运动教练的指导下进行。

具体的运动方式可根据孕妇自身喜好和条件选择,若孕妇孕前已有熟悉的运动方式,则孕期沿用同样的运动方式更为适宜。应避免身体接触类运动以及对孕妇有危险的运动,如打篮球、爬山、潜水、户外自行车、骑马、滑雪等,以免增加腹部创伤以及摔倒的风险。值得注意的是,孕期尤其是孕早期,应避免导致母体体温过高的运动,如高温瑜伽或普拉提,以免增加胎儿神经管缺陷的风险;孕中晚期要避免做仰卧运动。

二、几种特殊的孕期运动方式

(一)拉玛泽呼吸法

1. 拉玛泽呼吸法的概念

拉玛泽呼吸法是一种孕产妇在分娩前的锻炼方法,也被称为心理预防式的分娩准备法。这种分娩方法,通过对神经肌肉控制、产前体操及呼吸技巧训练,可以有效地让孕产妇在分娩时将注意力集中到对呼吸的控制上,从而转移疼痛并适度放松肌肉,增强孕产妇信心,在产痛和分娩过程中保持镇定,达到加快产程并让婴儿顺利出生的目的。

2. 拉玛泽呼吸法的好处

1)有效减轻分娩时的疼痛:拉玛泽呼吸法通过调节呼吸节奏和深度,帮助产妇在分娩过程中将注意力转移到呼吸上,从而减轻疼痛。这种呼吸方法有助于放松身体,减少因紧张而产生的肌肉收缩和疼痛。

2)加快产程,减少分娩时间:正确的呼吸和放松技巧有助于产妇更好地配合宫缩,使产程更加顺利。

3)帮助产妇保持镇定,减少恐惧和紧张:分娩是一个复杂而紧张的过程,但拉玛泽呼吸法通过调节呼吸和放松身体,有助于产妇保持镇定。这种心理状态的稳定有助于减少恐惧和紧张,增强产妇的分娩信心。

4)减少药物使用,保障母婴健康:拉玛泽呼吸法是一种非药物的分娩辅助方法,通过调节呼吸和放松身体来减轻疼痛,从而减少了药物的使用。这不仅有助于保障产妇的健康,还减少了药物可能对胎儿产生的不良影响。

5)为分娩做准备:通过学习和练习拉玛泽呼吸法,产妇可以更加熟悉分娩的过程,为即将到来的分娩做好充分的准备。这种准备有助于提高分娩的成功率和安全性。

3. 拉玛泽呼吸法的实施

一般情况下，孕产妇从怀孕 7 个月开始一直到分娩，均可进行拉玛泽呼吸法的训练。拉玛泽呼吸法分为 5 种呼吸方式，包括廓清式呼吸、胸式呼吸、浅而慢加速呼吸、浅的呼吸、闭气用力运动和吹蜡烛式呼吸。这 5 种呼吸方式随着宫缩频率的变化组合运用，步骤如下。

1) 廓清式呼吸

适用时间：每种呼吸方法都从廓清式呼吸开始，以廓清式呼吸结束。

步骤：即深呼吸。用鼻子慢慢将气吸至腹部，用嘴唇像吹蜡烛一样慢慢吐气。吸气时腹部鼓起，吐气时腹部则恢复平坦。

2) 胸式呼吸

适用时间：应用于子宫收缩期，宫颈开 2~3 厘米时，所采用的呼吸方式是缓慢的胸式呼吸。准妈妈可以感觉到子宫每 5~20 分钟收缩一次，每次持续 30~60 秒。

步骤：

(1) 廓清式呼吸。

(2) 身体完全放松，坐躺皆可，眼睛注视一个点。

(3) 用鼻子深深吸一口气（吸—二—三—四），接着用嘴巴慢慢将气吐出（呼—二—三—四）。

(4) 廓清式呼吸。

3) 浅而慢加速呼吸

适用时间：加速阶段，宫颈开至 4~8 厘米时，子宫的收缩会变得更加频繁，即每 2~4 分钟就会收缩一次，每次持续 45~60 秒。此时，产妇用嘴吸入一小口空气，保持呼吸高位在喉咙，发出类似"嘶嘶"的声音。

步骤：

收缩开始。

(1) 廓清式呼吸。

(2) 身体完全放松，坐躺皆可，眼睛注视一个点。

(3) 产妇用嘴吸入一小口空气，保持轻呼吸，让吸入及吐出的气量相等（吸—二—三—四，呼—二—三—四；吸—二—三，呼—二—三；吸—二，呼—二）；当子宫收缩强烈时，需要加快呼吸（吸—呼—吸—呼—吸—呼—吸—呼）；反之，当子宫收缩减弱时，则放缓呼吸（吸—二，呼—二；吸—二—三，呼—二—三；吸—二—三—四，呼—二—三—四）

(4) 廓清式呼吸。

收缩结束。

4) 浅的呼吸

适用时间：转变阶段，宫口开至 8~10 厘米，宫缩间隔时间为 30~90 秒，每次持续 30~90 秒。

步骤：

收缩开始。

(1) 廓清式呼吸。

(2) 呼吸急促又短。采用嘴吸嘴吐的方式，像冷不丁地喝了口烫水，"吸溜吸溜"地吸，"吸溜吸溜"地呼，速度可根据子宫收缩程度调整。

（3）廓清式呼吸。

收缩结束。

5）闭气用力运动和吹蜡烛式呼吸

（1）闭气用力运动（拉大便式呼吸）。

适用时间：第二产程宫口开全（10厘米），准备分娩时。

步骤：

收缩开始。

①廓清式呼吸。

②大口吸气后马上憋气，紧接着往肛门处用力。

③用力使肺部空气压向下腹部。

④尽可能憋气10秒以上，快速呼出后马上吸气憋气用力，直到胎儿娩出。

⑤以廓清式呼吸结束。

（2）吹蜡烛式呼吸。

适用时间：当胎儿头快出来时，不需要再用力，而是需要泄力。

步骤：张开嘴巴，短而有力地哈气。想象面前有一排排蜡烛，需要依次快速地"哈"灭。

练习时，闭气用力运动和吹蜡烛式呼吸可以一起练习。

4. 进行拉玛泽呼吸法训练时的注意事项

（1）准备：在练习前，建议更换宽松的衣服并上厕所，避免憋尿。

（2）饮食要求：练习时应空腹或至少在饭后两小时再进行，以确保身体处于最佳状态。

（3）环境因素：应在舒适、宁静、安全的环境中进行练习。如果情绪不佳，不适宜练习，因为这可能影响效果。

（4）专业评估：在开始练习之前，最好咨询医生的意见，特别是对于体质不适合者或有高危妊娠状态的孕妇，不宜使用拉玛泽呼吸法。

（5）练习频率和时间：最初阶段，每天至少练习5次，每次1分钟，之后逐渐增加练习时间和频率。

（6）放松身心：练习时需要保持全身放松，尤其是腹部要保持放松，这有助于更好地掌握呼吸技巧。

（7）适应性：如果在练习过程中出现不适症状，如头痛或腹痛，应立即停止练习并寻求专业意见。

（二）孕期瑜伽

1. 孕期瑜伽的概念

孕期瑜伽是一种专门为孕妇设计的瑜伽运动，这种运动结合了医学与运动科学的原理，通过温和的体位法、呼吸技巧和冥想来促进孕妇的身体和心理健康。孕期瑜伽不仅可以缓解孕期身体不适、平复孕期的情绪波动、扩展胎儿生长空间，还能助力分娩和产后修复。

2. 孕期瑜伽的好处

1）增强体力与肌肉张力：孕期瑜伽能够锻炼孕妇的肌肉，尤其是核心肌群，这有助于孕妇在分娩时更好地用力，同时也能够减轻孕期因体重增加带来的身体负担。

（2）提高身体灵活性和稳定性：通过练习瑜伽，孕妇可以保持身体的灵活性和稳定性，预防因怀孕而导致的身体僵硬和关节疼痛等问题。

（3）促进血液循环：孕期瑜伽有助于加速血液循环，为胎儿提供更多的养分和氧气，同时也能够缓解孕期常见的水肿问题。

（4）改善睡眠质量：瑜伽的呼吸练习和冥想有助于孕妇放松身心，改善睡眠质量，缓解孕期失眠的问题。

（5）缓解孕期不适：孕期瑜伽可以缓解孕期常见的不适症状，如头痛、恶心、背痛、腰痛和肌肉疲劳等。

（6）促进分娩：孕期瑜伽的呼吸练习和体式练习可以帮助孕妇在分娩时更好地控制呼吸和身体的姿势，可使分娩过程更加顺利和舒适。

（7）增进母子情感交流：孕妇在练习瑜伽的过程中可以与宝宝建立更紧密的联系，感受宝宝的呼吸和活动，增进母子之间的情感交流。

3. 孕期瑜伽的实施

孕期瑜伽的最佳锻炼时期是在怀孕 3 个月后，以下是几种常见的孕期瑜伽体式。

1）简易坐姿腹式呼吸

动作要领：保持盘腿坐姿，尾骨下可以放置抱枕，形成舒适的开放性坐姿，全身肌肉放松，不要用力吸气，吸气时让气体慢慢充满下腹部、上腹部，肋骨轻轻扩张，再缓慢地将气体完全呼出。

作用：有助于放松身体，缓解腹部和神经紧张，减少压力和疲劳。

2）山式

动作要领：双脚分开与肩同宽，脚跟外侧与小脚趾连线呈一条垂直的线，内足弓提升，向内夹住瑜伽砖寻找内侧提升的感觉。

作用：增强腿部和脚部肌肉力量，改善姿势体态。

3）下蹲式

动作要领：注意下蹲时动作要稳定、缓慢，力量不要集中在膝盖上，将注意力放在大腿肌群上，骨盆以上身体的重量不要施加到腿上。

作用：增强腿部和臀部肌肉，有助于分娩时的站立或蹲下。

4）鸽子式

动作要领：跪地，一条腿向前弯曲，另一条腿向后伸直，臀部尽量靠近地面。

作用：打开髋关节和盆腔区域，对治疗腰痛有益。

5）鱼式

动作要领：仰卧，双手放在臀部下方，抬起上半身，使头顶接触地面。

作用：增强背部和腰部的肌肉力量，能够预防孕期及产后腰背的酸痛、疲劳。

6）船式

动作要领：坐姿，双腿伸直，上半身稍微前倾，双手向前伸直，保持平衡。

作用：增强腹部和背部肌肉力量，提高平衡感。

7）猫牛式

动作要领：四肢着地，吸气时抬头塌腰，呼气时低头拱背。

作用：促进脊椎灵活性，缓解背部疼痛。

8)桥式

动作要领：仰卧，双脚平放在地面，膝盖弯曲，臀部抬高。

作用：增强盆底肌的柔韧性和弹性，增强体力，打开骨盆。

9)女神式

动作要领：屈膝，脚尖、膝盖朝外，避免膝盖内扣。双手扶髋，屈髋屈膝，膝盖对准第二个脚趾。

作用：为分娩做准备，打开髋部和腹股沟，增加骨盆空间，同时增强腿部肌力量。

4.进行孕期瑜伽锻炼时的注意事项

(1)准备与场所选择：瑜伽锻炼时应穿着舒适、宽松的衣物；应选择安全且空间较大的场所，避免地面湿滑或有障碍物，室内温、湿度适宜。

(2)时间与饮食安排：尽量在用餐至少30分钟后再进行瑜伽练习，避免空腹引发低血糖，同时也避免在饱食状态下练习。锻炼时间不宜过长，一般以30~40分钟为宜。

(3)保持规律的呼吸：孕妇在进行瑜伽锻炼时，应保持规律的呼吸，避免过于用力。这有助于放松身体，减少不适感。

(4)选择适合的体式：部分瑜伽体式不适宜孕期做，例如强度较大的扭转脊椎或者腹部的动作以及后弯、倒立的体式。此外，需要根据怀孕的不同阶段选择合适的瑜伽体式，例如在孕早期，可以选择一些能减轻早孕反应且对胎儿安全的体式；在孕中期，可以选择一些温和的体式，如猫式；在孕晚期，可以调整姿势以适应腹部隆起；6个月后不做前屈、俯卧的体式。

(5)注意身体信号：如果出现出血、流血量增多、羊水流出、有规律的阵痛宫缩，锻炼时自觉呼吸困难、头晕、头痛或胸痛等，应立即停止锻炼，必要时就医。

(6)避免在孕早期进行瑜伽：怀孕前3个月不宜做孕妇瑜伽，以免引发流产。

(三)凯格尔运动

1.凯格尔运动的概念

凯格尔运动又称盆底肌肉锻炼，于1948年由美国医生阿诺德·凯格尔提出，是一种通过有意识地对以耻骨、尾骨肌肉群为主的盆底肌肉群进行自主性收缩和放松来增强这些肌肉力量的锻炼方法。

2.凯格尔运动的好处

(1)增强盆底肌肉力量：孕妇孕期和分娩期的腹压增加、盆底支撑结构胶原减少，会使得盆底肌肉力量降低，盆底组织松弛。进行凯格尔运动能针对性地锻炼盆底肌肉群，增强其力量和弹性，从而有效支撑膀胱、子宫、直肠等盆腔脏器，维持其正常位置并预防脱垂。

(2)改善压力性尿失禁：孕期和产后容易在咳嗽、打喷嚏或大笑时出现漏尿的情况，凯格尔运动通过锻炼盆底肌，能有效增强尿道括约肌的功能，从而有效预防和治疗压力性尿失禁。

(3)促进分娩过程：强有力的盆底肌在分娩时能更好地配合子宫收缩，帮助胎儿顺利通过产道。同时，有助于减少会阴撕裂的发生概率，让顺产过程更加顺利。

(4)缓解孕期腰背酸痛：凯格尔运动通过增强盆底肌肉力量，提高核心稳定性，从而减轻腰背部的压力和疼痛。

（5）促进产后恢复：孕期坚持做凯格尔运动，可使盆底肌在孕期保持良好状态，产后盆底肌能更快恢复到孕前功能水平。

（6）提高产后性生活质量：坚持凯格尔运动有助于改善阴道松弛，增强阴道弹性和紧致性，从而提高性生活质量。

3. 凯格尔运动的实施

凯格尔运动的最佳练习时期为孕中、晚期及产后 42 天至半年，练习方法如下。

1）准备及体位

（1）排空膀胱：在开始练习前，先排空膀胱，以避免不适。

（2）选择体位：可以选择平躺、侧卧或站立等舒适体位。平躺时双腿屈膝，双臂自然放于身体两侧或轻放在腹部。

2）找到盆底肌

方法：在小便时通过主动中断尿流，就可以感受到盆底肌。

3）练习步骤

（1）收缩盆底肌，坚持 5 秒（初始阶段可只维持 3~5 秒，逐渐延长至 10 秒）。

（2）放松盆底肌，放松时间与收缩时间相同，例如收缩 10 秒，放松 10 秒。

4）重复练习

每次收缩和放松视为一次盆底肌训练，10~15 次为一组，每天重复 2~3 组，或每天做 150~200 次，或根据实际情况进行适当调整。

4. 进行凯格尔运动时的注意事项

（1）避免过度用力：凯格尔运动仅需专注于盆底肌肉，避免同时紧绷腹部、大腿或臀部肌肉。

（2）呼吸自然：在进行凯格尔运动时切记不可憋气，憋气会使腹压增高，加重盆底肌负担。

（3）避免如厕时练习：如厕时练习可能会引发泌尿系统感染，同时易损伤盆底肌。

（4）持续练习：建议每天坚持练习，如工作时、看电视时均可练习。

（5）特别注意：孕早期（孕 12 周内）不建议做凯格尔运动，这段时间以保胎为主；孕中、晚期可以逐渐增加练习强度和频率，但要注意身体反应，避免过度疲劳。

▶ 第三节　孕期运动评估

一、孕期运动风险评估

孕期运动的顾虑主要集中在其可能诱发流产、早产、胎儿生长受限，以及孕妇骨骼、肌肉损伤或心肺负荷加重等方面。为确保运动的安全性，孕妇在开始运动前应接受产科及内科的规范检查，全面评估基础心肺功能、能量代谢状况及整体健康状况。通过科学的评估，明确是否存在运动禁忌证，从而确定是否适合进行孕期运动，并为其制定安全、适宜的运动方案。

1. 孕期运动的适应证

所有无孕期运动禁忌症的女性在怀孕期间均应坚持进行适度的运动。孕期运动不仅有助于改善孕妇的身心健康，还能为胎儿的发育创造良好的条件。

2. 孕期运动的禁忌证

包括绝对禁忌证和相对禁忌证。

1）绝对禁忌证：严重心脏或呼吸系统疾病，重度子痫前期/子痫，未得到控制的高血压、甲状腺疾病、1型糖尿病，宫颈机能不全，持续阴道出血，先兆早产，前置胎盘，胎膜早破，重度贫血，胎儿生长受限，多胎妊娠（三胎及以上）等。存在以上绝对禁忌证的孕妇除日常活动外，不建议进行规律运动。

2）相对禁忌证：轻中度心脏或呼吸系统疾病、复发性流产史、早产史、严重肥胖、营养不良或极低体重（体重指数<12 kg/m^2）、双胎妊娠，以及癫痫且症状控制不佳时。存在以上相对禁忌证的孕妇应在接受详细的专业评估后，由医生综合考虑运动利弊，决定是否进行孕期运动，并为其提供有关运动方式、强度、频率等方面的具体建议。

二、孕期运动强度的评估

孕期运动以中等强度为宜。即使孕前有运动习惯的孕妇，孕期运动强度也不应超过孕前水平；对于孕前无运动习惯的孕妇，建议从低强度运动开始，循序渐进地增加强度。对于运动强度的量化，主要通过以下评估指标来完成。

1. 靶心率法

靶心率是指既能获得良好运动效果又能确保安全的心率范围。不同年龄、体重的孕妇靶心率有所不同（表9-1）。根据《妊娠期运动专家共识（草案）》，孕期中等强度运动的靶心率应达到心率储备的60%~80%。需要注意的是，孕妇的基础心率通常比孕前上升10~15次/分，且在运动达到极限水平时，心率上升幅度可能不同步。因此，使用心率作为有氧运动强度的评估指标时需谨慎，并应结合其他指标综合判断。

表 9-1　不同年龄、体重孕妇的靶心率

孕妇年龄/岁	体重正常孕妇的靶心率/次·min^{-1})	肥胖或超重孕妇的靶心率/次·min^{-1})
<20	140~155	—
20~29	135~150	110~131
30~39	130~145	108~127
≥40	125~140	—

2. 自觉疲劳分级

美国妇产科医师学会（American College of Obstetricians and Gynecologists，ACOG）认为，在评估孕期运动强度时，使用基于Borg感知运动强度度量表（表9-2）的自觉疲劳程度量表（ratings of perceived exertion，RPE）比监测心率更为合适。Borg感知运动强度度量表从6~20分共分为15个等级评分，分别代表对疲劳程度的不同感受等级。其中6分代表"非常非常轻松"，20分代表"非常非常困难"。对于中等强度的运动，孕妇的RPE评分应为13~14分，即其对自我运动强度的感受是"有点困难"。这一量化方式是目前使用最为广泛的方法。

表 9-2　Borg 感知运动强度度量表

评分/分	自觉疲劳分级
6	非常非常轻松
7	
8	非常轻松
9	
10	比较轻松
11	
12	有点困难
13	
14	困难
15	
16	非常困难
17	
18	非常非常困难
19	
20	

3. 谈话测试

谈话测试也是一种保证训练强度的简便方法。孕妇在运动过程中，主观感觉是"有点困难"，但仍可以在运动的时候与他人交谈，提示此时的运动强度是合适的。

三、孕期运动起始时间、频率和持续时间的评估

孕期运动的起始时间、频率和持续时间应根据孕期具体情况、孕前 6 个月内的运动频率和强度来评估。具体内容如下：①对于无妊娠反应的孕妇，孕期运动应在孕早期尽早开始；②对于孕前运动量小，习惯久坐且有妊娠反应的孕妇，孕中期开始运动更为适宜；③对于孕前有锻炼习惯的孕妇，可从每周 3 次，每次 15 分钟的有氧运动开始，并逐渐将运动量增加到每周 4 次，每次 30 分钟；④对于孕前无锻炼习惯的健康孕妇，可根据自己的耐受能力，逐渐将运动量增加到每周 3 次，每次 25~40 分钟；⑤对于无运动禁忌证的健康孕妇，每周可进行 2~3 次抗阻运动，每次 8~10 组动作，每组动作重复 8~10 次，每次抗阻运动至少间隔 1 天，运动频率和持续时间应循序渐进地增加。

四、孕期运动效果的评估

国外研究数据显示，运动配合饮食管理可减少孕期增重约 1.2 kg，56%肥胖孕妇可保持

孕期体重增长≤6 kg。坚持孕期运动是达到孕期运动效果的必要条件，然而仅5%的孕妇能达到加拿大《孕期体力活动指南》中对于孕妇中等强度快步走的要求，仅30%孕妇可坚持每天步行10000步，3%~15%的孕妇能坚持每周运动5天。

第四节　孕期运动的促进与干预

一、孕期运动目标及方案

孕中期是开始运动的最佳时期。运动量可循序渐进地增加和调整，并逐渐达到孕12周以后的孕期运动目标。无运动禁忌证的孕妇每周可进行5次、每次持续30分钟的中等强度运动（表9-3）。

表9-3　孕12周以后的孕期运动方案（适用于无运动禁忌证的孕妇）

运动要素	说明
运动持续时间	30分钟
每周运动次数	5次
运动强度	中等强度（低于最大心率的60%~80%；Borg感知运动强度度量表评分为13~14分）
环境	适宜、可控的温湿度（如有空调的室内、体育馆或社区运动中心；避免长时间暴露在高温环境中）
运动监护	优先考虑
结束时间	直到分娩（如身体能够负荷）

二、特殊人群的相应注意事项

1. 孕期运动强度明显超过中等强度的孕妇

应在专业人员的指导和监护下进行运动。

2. GDM孕妇

若使用胰岛素治疗，需警惕运动引起的低血糖，尤其是孕早期。

3. 孕前肥胖孕妇

应尽早开始运动，并从低强度、短持续时间开始，遵循循序渐进原则。

三、孕期运动安全保护措施

1. 准备与环境

运动前、后及运动期间，孕妇均应摄入充足水分，穿宽松的衣物；选择在适宜和可控制温湿度的环境条件下运动（如带空调的室内、体育馆或社区运动中心），避免在高温和高湿度的环境中运动。

2.热身与放松

孕期运动无论采取哪种运动方式，均应按热身运动(5~10分钟)、正式运动(30分钟)及运动后放松(5~10分钟)3个阶段进行。

3.运动监测

运动过程中应密切监测孕妇心率及血压，必要时行胎心监测以排除宫缩。

4.运动停止警告信号

若在运动过程中，出现阴道出血、腹痛、有规律的痛性宫缩、羊水渗出、运动前呼吸困难、头晕、头痛、胸痛、肌肉无力影响平衡、小腿疼痛或肿胀等任意一种警告信号，应立刻停止锻炼。在情况稳定前，孕妇不应再次运动。

第五节 情景案例

【孕妇信息】

孕妇王女士，33岁，怀孕24周，身高156 cm，体重60 kg(孕前体重52 kg)，既往有流产病史，其余无特殊。孕检结果：糖耐量测试结果异常，血糖水平高于正常值。

【情景】

医生建议王女士适当进行孕期运动。王女士因之前的流产史，对孕期运动感到非常担忧，加上这次孕检中糖耐量测试结果异常，这让她更加害怕运动会再次导致流产。护士在了解了王女士的情况后，决定采用基于知信行(KAP)的健康教育模式对其进行个性化的孕期运动指导。

【健康教育过程及解析】

护士：(微笑，语气温和)王女士，您好！我是护士小夏。听说您对孕期运动有些担忧，我想跟您聊一聊可以吗？

王女士：(面露焦虑)唉，我能不担忧吗？5年前怀孕1个月的时候就是运动时不小心摔了一跤导致的流产，后面备孕了好几年才怀上。这次糖耐量还不正常，我真怕运动后会出问题，若是再流产可咋办呀！

第一步：提供知识

护士：(安慰)王女士，我非常理解您的担忧，不过您先别害怕。其实呀，孕期适当运动对您和宝宝是有很多好处的。您看，您现在糖耐量测试结果异常，若您不重视，很有可能会导致妊娠期糖尿病的发生。这样对您和宝宝都不好呢！而适当运动，不仅可以帮助您控制体重、减轻腰背疼痛、改善心肺功能，而且可以帮助您控制血糖水平，预防妊娠糖尿病的发生，这样对宝宝的发育也好呀。

王女士：(眼神透露一丝怀疑)真的吗？可我还是怕运动了会出事呀！

护士：(语气坚定)是真的哦，王女士。您之前的流产史确实让您心里有阴影，不过那次流产可能是有其他原因的呀，不一定和运动有关。并且，您知道吗？有过流产史根本不是孕期运动的禁忌证，现有证据表明，适当孕期运动是不会导致胎儿发育不良、流产或早产的哦，而且很多指南都推荐和鼓励孕妇进行适当的孕期运动呢！

王女士：(微微点头，仍有顾虑)那运动会不会影响到宝宝啊？

119

护士：(微笑解释)孕期运动并不是让您做剧烈运动。适当运动并不会影响宝宝。关键是要选择合适自己的运动方式和强度。您现在怀孕24周，正处于孕期运动的最佳时期，像散步、快步走、游泳、固定式自行车运动、孕期瑜伽和凯格尔运动，都特别适合您。但像打篮球、爬山、潜水、户外自行车、骑马、滑雪等这类危险的运动，您是要避免进行的。

解析：

信息支持：护士向王女士提供了关于孕期运动的好处以及安全的运动方式，不仅让王女士了解了运动对自身健康和胎儿发育的积极影响，还明确了哪些运动是适合她的，哪些需要避免，这些信息有助于提升王女士对孕期运动的认知。

消除疑虑：通过解释运动的好处及根据指南证据，护士帮助王女士理解运动不仅不会导致流产，反而可能有助于改善她的健康状况。这为后续的信念建立和行为改变奠定了基础。

第二步：建立信念

王女士：(眉头依旧紧锁)可是我还是有点担心，万一出点啥意外呢？

护士：(双手握住王女士的手，眼神充满鼓励)王女士，您的担心是正常的。但是，您目前的身体状况总体还不错呀，是可以进行孕期运动的，而且您放心，我们医院有专业的医生团队，您在运动过程中有任何不舒服或者疑问，随时都可以联系我们，我们会第一时间帮助您的。

王女士：(微微点头，神色稍缓)那倒也是，有你们在，我心里踏实多了。

护士：(继续鼓励)就是嘛，王女士，好多和您情况类似的孕妇，一开始也担心，但是按照正确的运动方式坚持下来后，血糖被控制得很好，孕期也过得很顺利。所以您要有信心，相信经过科学运动，您也能和她们一样的。

解析：

增强信心：护士不仅用言语表达了对王女士担忧的理解，更是通过身体接触传递了力量与支持，并适时给予鼓励和社会支持，帮助王女士建立信心。

坚定信念：讲述同类型的孕妇案例，使王女士更加坚定了坚持孕期运动的决心。

第三步：产生行为

王女士：(深吸一口气)嗯嗯，那我试试吧！我应该怎么做呢？

护士：(微笑指导)根据您的情况，您的运动终极目标是每周进行5天、每次持续30分钟的中等强度运动。当然不是说您现在就需要达到这个目标，您的运动强度应从低强度开始，慢慢地增加。

王女士：(充满疑惑)中等强度运动包括哪些？可以再具体一点吗？

护士：运动强度的评估可以使用Borg感知运动强度度量表，对于中等强度的运动，孕妇的评分应为13~14分，也就是说您对自我运动强度的感受有点困难。还有一种方式，若您在运动过程中，主观感觉是有点困难，但仍可以在运动的时候与他人交谈，就提示此时的运动强度是合适的。

王女士：(若有所思，点了点头)好的，但我还是不太清楚该怎么运动啊！

护士：(耐心解释)好的，我们一起来制订一个适合您的运动计划。比如散步或快步走，每周可进行5~7次、每次30分钟，速度适中，以能轻松交谈为宜；孕期瑜伽每周进行2~3次，每次30分钟左右；若身体条件允许，游泳每周可进行1~2次，每次30分钟左右，不过一定要选择有安全保障的泳池，而且最好有家人陪同；凯格尔运动每天可进行2~3组，每组收缩肌肉 5~10 秒，然后放松 5~10 秒，重复 10~15 次。

王女士：(皱了皱眉头，有些犹豫)嗯嗯，谢谢您的建议，我之前看过别人进行瑜伽锻炼，那动作吓人啊，我适合吗？

护士：(微笑解释)王女士，您别担心。孕期瑜伽要去专业的孕期瑜伽班跟着有经验的老师学，那些动作都是根据孕期的身体情况而设计的，都是一些温和的体式，动作幅度不会很大的。您看，这是我们制作的孕期瑜伽锻炼视频，您可以看一看。(王女士观看孕期瑜伽锻炼视频)

王女士：(露出笑容)看起来还不错，我回去试试。

护士：现在我和您说说运动的注意事项。首先，您不管做哪种运动，运动前一定要先做 5~10 分钟的热身运动，比如活动手腕、脚踝，稍微走几步，让身体热起来；运动完了也要做 5~10 分钟的放松运动，比如拉伸下腿部、腰部肌肉，这可避免第二天出现肌肉酸痛。其次，您在运动前、后及运动期间，均应摄入充足水分，最好是进食至少 30 分钟后再运动，避免在空腹状态下运动，以免发生低血糖。最重要的是，您在运动过程中，如果出现了肚子疼、阴道流血、头晕、心慌或者耻骨联合疼痛明显加重等情况，一定要马上停止运动，并且尽快联系我们或者让家人送您来医院。

王女士：好的，我明白了，谢谢您。

解析：

制订计划：护士根据王女士的具体情况，为其制订了一个具体的运动计划，明确了孕期运动的目标、方式、强度以及注意事项。同时，针对王女士对孕期瑜伽的顾虑，通过提供专业指导和视频，帮助她消除疑虑，使运动计划更具有可行性。

引导行动：通过详细讲解与耐心指导，护士引导王女士将运动计划转化为实际行动。

第十章

孕期皮肤保健

🔊 **学习目标**

【知识目标】

1.解释孕期皮肤保健的概念及重要性；

2.列出孕期主要的皮肤问题；

3.陈述孕期主要皮肤问题的干预和处理要点。

【能力目标】

1.能够评估并识别孕期常见皮肤问题；

2.能够运用本章节所学知识指导孕妇进行日常皮肤保健。

【素质目标】

1.提升护生对孕妇孕期皮肤保健的指导能力，确保提供准确、科学的指导信息；

2.提升护生与孕妇及家属沟通交流的能力，以达到良好的孕期皮肤保健教育效果。

▶ **第一节 概述**

一、孕期皮肤保健的概念

孕期皮肤保健是指怀孕期间，孕妇在确保胎儿安全的前提下，采用一系列科学和安全的护肤措施预防皮肤问题、维护和改善孕妇的皮肤健康。这个过程涉及多个要点，如选对护肤品、保持良好饮食习惯、坚持适量运动以及做好日常皮肤护理。

二、孕期皮肤保健的重要性

孕期孕妇经历着免疫系统、新陈代谢、内分泌及血管功能的一系列生理性调整。这些生理性调整可能导致其皮肤出现多种生理性或病理性的变化。研究表明，约90%的孕妇在孕期会有不同的皮肤状态改变，表现为皮肤干燥瘙痒、妊娠纹、油脂分泌增多、色素改变等问题。

对于孕妇而言，无论是从生理层面还是心理层面，无疑都会带来极大的冲击与影响。虽然多数孕妇在孕期所经历的皮肤改变属于良性范畴且大多在分娩后能自行缓解，但科学做好孕期皮肤保健，仍是最大限度预防孕期相关皮肤并发症的关键举措。研究表明，皮肤护理与按摩不仅可以改善孕妇皮肤问题，提升孕妇舒适度与生活质量，还有助于维护孕妇的积极心理状态，促进与未出生婴儿的情感联系。由此可见，孕期皮肤保健具有重要意义。

三、孕期产生皮肤问题的原因

1.激素水平变化

孕期体内孕激素、雌激素、促黑素细胞激素等水平升高，促进黑素细胞功能，产生更多黑色素，导致孕妇乳头、乳晕、腹白线等部位出现色素沉着。另外激素水平波动会影响皮脂腺的分泌功能，使皮肤油脂分泌增多，导致毛孔堵塞，进而引发粉刺、痘痘等皮肤问题。

2.新陈代谢变化

孕期新陈代谢加快导致皮肤水分流失增多，如果孕妇没有及时补充足够水分，皮肤就容易变得干燥，进而引起瘙痒。同时孕期新陈代谢的变化使皮肤的屏障功能减弱，对外界刺激的耐受性降低，更容易出现皮肤敏感症状，如泛红、刺痛、起疹子等。

3.皮肤拉伸与压力

随着胎儿的生长发育，孕妇腹部、乳房、臀部等部位的皮肤被逐渐拉伸，皮肤的弹力纤维和胶原纤维受损、断裂，从而形成妊娠纹。

4.压力与摩擦

孕期腹部逐渐增大，孕妇的行动会变得相对不便，皮肤之间的摩擦增加，如乳房下、腹部与衣物之间的摩擦，容易导致皮肤局部受损，引发皮肤问题。

5.营养缺乏或不均衡

孕期如果缺乏维生素C、维生素E、维生素B族等营养素，会影响皮肤的正常代谢和功能，使皮肤的抵抗力下降，容易出现皮肤干燥、粗糙、脱屑等问题，也会增加皮肤对紫外线的敏感性。钙、铁、锌等微量元素对孕期皮肤健康也很重要。例如，钙缺乏可能导致皮肤的神经末梢敏感性增加，引起皮肤瘙痒；铁缺乏会导致贫血，使皮肤变得苍白、无光泽。

6.心理因素

孕期，孕妇可能经常担忧胎儿是否发育正常，并且孕妇体内激素水平波动较大。诸多因素叠加，使得孕妇情绪容易起伏，出现焦虑、紧张、抑郁等不良情绪。这些不良情绪会影响孕妇睡眠状态，干扰神经内分泌系统运作，导致孕妇得不到充分休息，皮肤状态变差，让皮肤问题变得愈发严重。

7.环境因素

孕期皮肤对紫外线越发敏感。孕妇长时间疏忽日常防晒，被阳光暴晒，更加容易出现皮肤问题。另外，孕期皮肤状况也与环境的湿度息息相关。环境干燥时，皮肤水分流失快，易变得干燥、瘙痒；皮肤经常处在潮湿环境下，易滋生细菌、真菌等。

四、如何做好孕期皮肤保健指导？

进行孕期皮肤保健指导时，首先应了解孕期各个不同阶段的生理特点，全面评估孕妇的基本情况，并提供个性化指导；其次，加强孕期皮肤知识普及，向孕妇讲解孕期皮肤变化的生理机制，包括激素影响、新陈代谢改变及腹部皮肤拉伸等导致的诸如色素沉着、皮肤干燥、妊娠纹等常见皮肤变化，使其理解这些现象是孕期正常的生理过程，减少不必要的焦虑；再次，关注孕期的日常起居、衣食住行，提供皮肤清洁、保湿、防晒和预防妊娠纹的指导；同时，孕期营养需求激增，合理营养供给是维持皮肤健康的关键；此外，孕期女性心理状态较为复杂，激素变化与对胎儿健康的担忧共同导致焦虑、紧张等负面情绪，这些情绪通过神经内分泌系统影响皮肤健康，容易使已有皮肤问题恶化，形成恶性循环，所以及时提供心理支持，也是孕期皮肤管理不容忽视的。可充分利用线上、线下资源，以动画或短视频教程等形式，将孕期皮肤保健内容生动、科学、具体地呈现出来，消除知识盲区，增加实际可操作性，促进母婴健康。

▶ 第二节　常见的孕期皮肤问题

一、色素改变

1. 色素沉着

约 90% 的孕妇在孕期会出现色素沉着，主要与孕期内分泌变化，如促黑素细胞激素、雌激素、孕酮水平升高有关。表现为肤色变得较深，身体色素较深的部位变得更加明显，如乳晕、腋下、肚脐周围及外阴区域。多数情况下，色素沉着会在孕早期出现，并在分娩后逐渐减轻，少部分可能无法完全恢复至孕前状态。

2. 黄褐斑

孕期出现的黄褐斑，也被称为妊娠斑，其发生率为 50%~75%。此类皮肤问题主要局限于面部，特别是脸部中央区域。其机制为雌激素刺激黑色素细胞产生黑色素，而孕激素则促进黑色素的转运与扩散。黄褐斑通常于妊娠 3~5 个月时出现，分娩后会逐渐减轻，且若再次妊娠，黄褐斑可能复发。

3. 色素痣

孕期，孕妇黄褐斑的色素痣可能会变得更加明显，部分痣的体积会有所增大，甚至可能出现新的色素痣。从临床角度来看，这些活跃的色素痣在病理上常表现为真皮与表皮交界处的痣细胞活跃度增加，有时需与初期的黑色素瘤进行鉴别诊断。在分娩之后，这些色素痣的变化可能会减轻，交界处的痣细胞活动也会趋于稳定。

4. 黄疸

孕晚期孕妇可能经历的生理性黄疸现象被称为妊娠性黄疸，它通常不伴临床显著症状或高胆红素血症，且在分娩后能自然消退。

二、妊娠纹

孕期结缔组织的改变会导致妊娠纹的形成，这一现象通常在妊娠 6~7 个月时出现，影响超过 90% 的孕妇。随着胎儿发育和子宫不断增大，以及孕期肾上腺皮质分泌的糖皮质激素增多，弹力纤维蛋白被分解，弹力纤维发生变性。孕妇腹壁皮肤因张力增加而使得脆弱纤维断裂。初产妇的皮肤上会出现大量紫色或淡红色、不规则且平行的条纹状肌纤维萎缩，而经产妇的旧妊娠纹则为银白色。妊娠纹主要分布在腹部，也可能出现在胸部、背部、臀部及四肢近端，分娩后这些纹路会持续存在且难以完全消退，但通常不会引起不适。

三、皮肤干燥与瘙痒

孕期容易发生皮肤干燥与瘙痒的症状。临床表现主要包括：①皮肤干燥，皮肤表面失去光泽，变得粗糙，出现鳞屑或脱屑，尤其在四肢、躯干等部位较为明显。严重时，皮肤可能出现细小裂纹，甚至伴有疼痛。②瘙痒程度不一，轻者可能仅在夜间或受热后出现轻微瘙痒，重者瘙痒难忍，影响睡眠与日常生活。瘙痒部位以腹部、乳房、大腿内侧为主，也可能波及全身。孕妇常因瘙痒而不自觉搔抓，可能导致皮肤破损，出现抓痕、血痂等，增加感染风险。导致皮肤干燥和瘙痒的原因如下：①激素水平波动导致皮脂腺与汗腺分泌失衡，使皮肤保湿能力变弱，进而造成皮肤干燥。同时，孕期激素水平的波动还可能增强皮肤神经末梢的敏感性，诱发瘙痒感，如妊娠期肝内胆汁淤积症。此病是由于孕妇体内雌激素水平升高，导致肝细胞内酶异常，进而引起胆盐代谢能力改变，造成肝内胆汁淤积。胆盐存积于皮下，以皮肤瘙痒为首发症状。②孕期新陈代谢加速，皮肤血液循环加快，导致水分流失加快。若孕妇未能及时补充水分，皮肤易变得干燥，从而引发瘙痒。③随着胎儿的生长发育，孕妇腹部逐渐隆起，腹部皮肤受到拉伸，导致弹力纤维与胶原纤维受损，皮肤屏障功能减弱。④气候与环境因素，秋冬气候干燥，空气湿度低，孕妇皮肤水分更易蒸发，从而引起干燥和瘙痒。

四、痤疮

孕妇容易长痤疮，其临床表现为：①闭口粉刺，红色或暗红色的丘疹，其顶端尖锐，可发生在面部的多个区域；②红色丘疹，孕期痤疮通常表现为红色、淡紫色或棕色的丘疹，有时伴有细小的水疱，比一般的痤疮更红、更大。引发原因有：①孕妇体内的雌激素、孕激素等激素水平明显升高，同时雄激素的水平也可能显著升高而使皮脂分泌过多，当无法正常排出时易堵塞毛囊，为微生物的繁殖提供温床，从而导致痤疮的出现。②孕期新陈代谢加快，孕期皮肤的油脂分泌增多、角质层的更新也会加速。若角质层无法及时且正常地脱落而是堆积于毛囊口处，则会造成毛囊堵塞。③部分孕妇孕期膳食结构改变，譬如摄入过多高糖、高脂肪及高乳制品食物，会使皮脂分泌增多，导致痤疮的发生概率大大增加。

第三节 孕期皮肤评估

一、孕期皮肤评估方法

做好详细、精确的皮肤评估，对制定合理有效的皮肤护理方案有至关重要的作用。孕期皮肤评估方法有以下几种。

1.病史收集

为识别孕妇潜在的皮肤问题和风险因素，在接诊孕妇这一特殊人群时，应全面且细致地询问病史信息。询问内容包括孕妇的自主症状、日常皮肤护理流程及所用护肤产品、既往疾病史、过敏史以及家族中是否有类似的皮肤问题等。

2. 体格检查

可通过观察和触诊评估皮肤状况，检查内容包括：①检查皮肤是否有色素沉着、黄褐斑、黑线等色素性改变；②观察是否有蜘蛛痣、静脉曲张等血管性改变；③检查皮肤是否有妊娠纹、皮肤弹性变化等结构性改变；④检查是否有附属器（如汗腺、皮脂腺）功能的改变；⑤其他，孕妇的整体健康状态也应纳入考虑范畴，例如宫缩情况等。

3. 使用评估工具

譬如为了评估护肤品的保湿效果，可采用皮肤水分测试仪来测定皮肤含水量。另外，诸如新生儿皮肤风险评估量表等工具，也能辅助我们客观评估皮肤状态。

二、孕期皮肤评估工具

1. 皮肤水分测试仪

该仪器的作用原理是通过测定皮肤角质层的水分含量，来评估皮肤的保湿状态。其操作简便快捷，能够直接贴肤测试并可快速测得孕妇皮肤湿度数据。

2. 皮肤油脂测试仪

此设备主要用于评估皮肤的油腻程度，能更精确地反映孕妇皮肤油脂分泌状况，从而指导其选用合适的护肤品。

3. 伍德氏灯

这是一种特殊的紫外线灯具，可用于观察皮肤在紫外线下的荧光反应。伍德氏灯有助于发现一些难以用肉眼观察到的皮肤问题，如真菌感染等。其对皮肤疾病的诊断及鉴别诊断具有一定的辅助作用。孕妇应在医生评估和指导下使用，并避免用其照射腹部。

4. 皮肤显微镜（皮肤镜）

这是一种能将皮肤放大数十倍的观察工具，能够清晰地观察到皮肤的微观结构和病理改变。在孕期，若怀疑皮肤存在病变或异常，皮肤显微镜可帮助检查者更细致地观察皮肤的色素沉着、血管形态及皮肤附属器的特征，从而提高皮肤疾病的诊断准确性。

第四节 孕期皮肤问题的干预与促进

一、常见孕期皮肤问题的预防和处理

1. 色素沉着

（1）防晒意识的强化：避免阳光直接照射是预防色素沉着加重的关键。孕妇应使用专为孕妇设计的防晒霜，并采取物理防晒措施，如撑伞、佩戴宽边帽等。日常护肤时，应避免使用含有刺激性成分的产品。

（2）日常抗氧化：孕妇应注意日常均衡膳食，多摄入富含维生素 C、维生素 A 及维生素 E 等抗氧化成分的食物，有助于抵抗自由基损害，减缓色素沉着。同时，注意预防便秘，保持心情愉悦，确保充足睡眠，以展现良好的身体状态。

（3）正确护肤：怀孕并非护肤禁忌，孕妇应更加重视基础护肤。做好补水保湿及防晒，选用温和、无刺激的护肤产品，有助于维持肌肤屏障功能，减少外界刺激对肌肤的影响。

(4)黄褐斑的管理：目前没有特别有效的产品或技术能根治黄褐斑。若哺乳期后黄褐斑仍未消退，可咨询专业皮肤科医生，制定个性化的治疗方案。临床治疗黄褐斑的手段包括口服药物、外用药物及光电治疗等。

2. 妊娠纹

(1)管理孕期体重：孕期因食欲增加导致营养过剩，体重迅速增加，使得皮肤弹力纤维与胶原纤维易损伤、断裂形成妊娠纹。孕妇应在确保胎儿正常发育的基础上，调整饮食，并有效监控体重变化。

(2)体重管理标准：孕前 BMI 应维持在 $18.5 \sim 23.9 \ kg/m^2$。孕期体重增加虽属必然，但总增量应控制在 $8.0 \sim 14.0 \ kg$，且每月增长不宜超过 $2 \ kg$。

(3)橄榄油的应用：孕妇从孕早期开始每日使用橄榄油轻柔按摩腹部，能显著提升皮肤弹性，减轻皮肤瘙痒感。即便已出现少量妊娠纹，坚持按摩也有助于减少细纹，控制妊娠纹的增加。

(4)适当运动：在身体状况允许且无不适感的前提下，孕妇可进行适量运动，如散步、慢跑、游泳及孕期瑜伽等。适当运动能有效增强腰腹、臀部、大腿内侧及乳房等部位的皮肤弹性。

妊娠纹一般不会引起任何不适。但对于爱美的女性，可在产后咨询专业医生，制定个性化治疗方案，如点阵激光治疗等。

3. 皮肤干燥与瘙痒

(1)皮肤清洁和保湿：建议孕妇每天用温水洗澡，时间不要过长，避免热水刺激皮肤导致皮肤干燥。洗澡后，及时涂抹无刺激、成分温和的保湿乳液或橄榄油，增强皮肤屏障功能，锁住皮肤水分，降低瘙痒概率。

(2)选择合适的衣物：孕妇应尽量选择纯棉、宽松的衣物，不穿紧身、化纤材质的衣服。因为纯棉衣物透气性好，对皮肤的刺激性小，可以减少皮肤摩擦和过敏反应。

(3)居住环境保持适宜的湿度和温度：一般室内湿度保持在40%~60%，温度保持在22~24 ℃。

(4)均衡饮食：孕妇应多摄入富含维生素和矿物质的新鲜蔬菜水果，如橙子、胡萝卜等，保证摄入足够的维生素 C、维生素 E 和锌等营养素，这些成分有助于维持皮肤健康。避免摄入过敏食物。

当孕妇发生孕期瘙痒时，首先应进行自我皮肤评估，如为轻度瘙痒，可采用局部冷敷10~15 分钟的方式来缓解瘙痒感，或在医生的建议下，使用一些安全的外用止痒药物，如炉甘石洗剂；如为严重瘙痒，应引起高度重视，及时就医，以排除过敏反应、妊娠期肝内胆汁淤积症的可能。

4. 痤疮

(1)清洁面部：孕妇早晚洗脸时可使用温和洁面产品，有助于去除多余的油脂及污垢。

(2)饮食调整：孕妇应少吃高糖、高脂肪、辛辣、刺激性强的食物，如辣椒、油炸食品、蛋糕以及奶制品等，因其可能会加重痤疮。

(3)避免刺激：指导孕妇不用油性化妆品和厚重粉底，以免堵塞毛孔，一旦形成痤疮不可用手挤压，以防引起化脓和感染。

(4)生活方式干预：指导孕妇规律作息，保证充足的睡眠。睡眠不足可能会导致内分泌失调，使痤疮变得更加严重；此外，孕期情绪波动可能会影响激素分泌，可通过散步、瑜伽、听音乐等方式来缓解压力。

二、孕期皮肤保健注意事项

1. 孕期护肤品的选择

有些孕妇认为所有护肤品都含有化学成分，易导致胎儿畸形。然而，不少孕妇在孕期仍然继续使用常规护肤品，却全然不知这些产品中可能含铅、汞等对胎儿有害的成分。为确保孕期皮肤护理的安全性，孕妇应选择专为孕妇设计的护肤品。这类产品通常经过严格筛选与测试，确保不含有害化学成分，以保障母婴安全。

2. 面部清洁频次与产品选择

孕妇皮肤油脂分泌增多，一些孕妇倾向于频繁使用强效清洁产品或通过过度洁面来保持面部干爽。实际上这种做法会削弱皮肤的保护屏障，使皮肤变得更加敏感和脆弱，进而加剧干燥、瘙痒等皮肤问题。孕妇应选择温和无刺激的洁面产品，并合理安排洁面次数，一般早晚各一次较为适宜。

3. 注意防晒

部分孕妇担心防晒产品中的化学成分可能对胎儿有害，因此选择不防晒，导致皮肤长时间暴露于紫外线之下。这种做法会增加色素沉着，提高患皮肤癌的风险。建议孕妇在紫外线较强的时段避免外出。若必须外出，建议做好物理防晒，如佩戴宽檐帽、使用遮阳伞等；若需要使用防晒霜，建议选择成分安全的物理防晒产品。

4. 及时就医

孕期发生皮肤问题时，部分孕妇因考虑胎儿安全而拒绝药物治疗；有些孕妇则病急乱投医，采用一些民间偏方进行处理。这些做法其实非常不可取，极易对胎儿的生长发育造成不可逆转的伤害。一旦发生孕期皮肤问题，建议孕妇立即就医。对于一些轻度皮肤问题，可考虑通过调整生活作息、使用经过验证的安全性护肤品等手段进行干预。

▶ 第五节　情景案例

【孕妇信息】

孕妇王女士，30 岁，孕 20 周，身高 160 cm，体重 58 kg，既往有流产病史，主诉皮肤瘙痒，尤其是腹部。腹部皮肤干燥且有明显抓痕，影响睡眠和日常生活，日常不爱喝水，喜爱冰饮、麻辣食品、甜品。

【情景】

医生建议王女士可外涂药物来改善皮肤瘙痒；调整饮食结构，多饮水，多吃新鲜蔬菜水果；注意家居卫生，勤换床单、被套；日常做好皮肤保湿护理工作。王女士因为有流产病史，非常抗拒使用药物和保湿产品。你作为接诊护士，请采用基于知信行(KAP)的健康教育模式对其进行个性化的孕期指导。

【健康教育过程及解析】

护士：(满脸热情)王女士，您好！我是护士小何，听说您的皮肤瘙痒严重影响了睡眠且恐惧孕期用药。我有什么可以帮到您的吗？

王女士：(苦着脸)唉，好纠结！痒得好难受才来的医院。医生一张嘴就是让我用药。虽然我有过用药的心理建设，但想着这次一定要让我的宝宝健康成长，还是忍忍吧！你看我肚子上都是抓痕。医生还说我不能吃甜品，不能吃麻辣食品，不然容易加重皮肤干燥和瘙痒。作为一个重口味的湖南人，快乐都没有了。

第一步：提供知识

护士：王女士，太巧啦！我也是一名重度嗜辣且喜爱贝果的湖南人。我非常能够理解您的担忧。不让吃香喝辣，真是太让人难受了。(微微俯身，眼里满是心疼地看着王女士的肚子)您瞧您这肚子上的抓痕，真是让人心疼。

王女士：(苦恼)为什么怀孕后，我的皮肤会这么痒呢？

护士：(直起身子，表情认真，开始耐心讲解)这和很多因素有关。孕期雌激素与孕激素水平一旦升高，就像"调皮鬼"一样，打乱了皮肤正常的"工作节奏"。皮脂腺与汗腺分泌失衡，皮肤保湿能力也直线下降，进而造成皮肤干燥。同时，孕期激素水平的波动还可能增加皮肤神经末梢的敏感性，这就容易让人觉得痒痒的。孕期新陈代谢变快，皮肤血液循环也跟着加快，水分就像小水珠一样"跑"得更快了。要是您未能及时补充水分，皮肤就像干涸的土地，干裂不说，还痒得厉害。还有啊，随着胎儿的生长发育，您的肚子也跟着鼓起来，腹部皮肤受到拉伸，导致弹力纤维与胶原纤维受损，皮肤屏障功能减弱，水分更易流失，造成皮肤干燥。此外，皮肤拉伸还会刺激神经末梢，这一刺激，瘙痒感就更强烈了。

(王女士点点头，认真听护士讲解)

护士：说到孕期用药安全，您担心也是正常的。但有研究表明，在孕期可遵医嘱安全使用药物。所以，遵医嘱涂止痒药是可取的。请相信产科医生都是非常专业的，在给您建议药物时必然会考虑胎儿的安全。如果您想再忍忍，作为医护人员肯定尊重您的选择。

王女士：(皱眉纠结，略带不耐烦)暂时还是不用药吧，这么热的天气，医生让我涂润肤乳，黏糊糊的好难受，可以不涂吗？

护士：(微笑解释)王女士，您可别小瞧这润肤乳。涂抹那种没有刺激、成分温和的保湿乳液或橄榄油，可以增强皮肤屏障功能，就像给皮肤穿了一层保护衣，能帮助锁住皮肤水分，从而缓解皮肤干燥和瘙痒。除此之外，天气炎热，建议室内湿度保持在 $40\%\sim60\%$，温度保持在 $22\sim24$ ℃。定期打扫房间，保持室内通风良好，定期更换床单被套，并使用高温热水清洗，把那些螨虫和细菌都杀死。您平时可千万别用手去抓皮肤，不然皮肤破了，容易感染，要是实在痒得难受，您就轻轻地拍拍。每天用温水洗澡就行，时间不要过长，不然热水会刺激皮肤导致皮肤干燥。洗澡后，要及时涂抹润肤乳。还有日常穿衣服尽量选择纯棉、宽松的，因为纯棉衣物透气性好，对皮肤的刺激性小，可以减少皮肤摩擦和过敏反应。做好这些日常细节，不仅可以缓解您皮肤瘙痒的症状，还能让您在孕期越来越美呢！

王女士：(眼睛一亮，满脸期待)这么神奇！请问你有时间吗？快跟我好好讲讲，到底怎么做好孕期皮肤管理，我太想听了！

解析

信息支持：护士以同乡身份拉近与王女士的距离，以亲切方式向王女士提供了孕期皮肤瘙痒的相关知识，同时消除了她对用药的部分疑虑，有助于提升张女士对孕期皮肤问题的认知。

纠正错误认知：针对王女士对涂抹润肤乳的排斥心理，护士耐心讲解其好处，并结合生活场景、个人卫生等方面给出了全面的建议，成功缓解了王女士的抵触情绪，使其愿意主动了解孕期皮肤管理的方法。

第二步：建立信念

王女士：(略显自卑)自从怀孕后，我变丑了好多。啥护肤品都不敢用，害怕护肤品成分不安全导致流产。

护士：(鼓励语气)王女士，别害怕。之前有位孕妇因为皮肤干燥、瘙痒得厉害，四肢、腹部、脖子都被抓破了，但她特别有毅力，坚持按照我们的皮肤管理建议去做，后面症状得到了很大改善。她能做到，您肯定也没问题！只要您坚持孕期皮肤护理，皮肤瘙痒的问题肯定能得到解决。

王女士：(微微点头，脸上露出一丝希望)您这么说让我看到了希望。

护士：王女士，给我们医护人员一个机会，让我们为您孕期的皮肤保健保驾护航。

解析：

护士对王女士的心理进行了分析，及时给予鼓励和社会支持，帮助王女士建立信心。通过运用同伴支持，讲述同类型孕妇的成功案例，使王女士更加确信孕期皮肤管理是有作用的。

第三步：产生行为

王女士：(眼神坚定起来)嗯嗯，我相信你们。生活中如何具体实施，关于细节我想了解得更清楚。

护士：(微笑解释)好的。除前面说到的环境、卫生、衣物选择及洗澡后涂抹润肤乳等重要措施外，还要重视面部清洁。您应选择温和无刺激的洁面产品，一般早晚用一次较为适宜，洁面之后采用孕妇专用护肤品进行护肤。同时，您的饮食结构也得调整一下，为了缓解皮肤干燥瘙痒症状，孕期应适当控制辛辣食品、冰饮、甜品的摄入。这些东西吃太多，不仅会加重皮肤干燥瘙痒的症状，还容易引发糖代谢异常和脂代谢异常，增加分娩难度。要多吃富含维生素和矿物质的新鲜蔬菜水果，保证摄入足够的维生素 C、维生素 E 和锌等营养素。还有哦，记得要多喝水，每天至少喝 8 杯水，让身体时刻都"水润润"的。当然，适当运动也不能少，不仅可以增强您的体质，还可以促进血液循环，对皮肤也有好处。但请注意，运动时要避免过度劳累，如有不适，请立即停止运动。

王女士：(笑着点头)好的，我以后尽量控制饮食。您说的温水怎么界定呢？我好指挥我老公。

护士：(微笑解释)这个很简单。您用手感受下水温，以不烫手为宜。

王女士：好的，我明白了。等会我就去买润肤乳和护肤品。

护士：这是产科门诊健康小贴士微信二维码，对于产品您不知如何选择时可通过微信分享给我们，我们可以给您一些具体的意见。

王女士：好的，谢谢你！很开心和你聊天。

解析：

制订计划：护士根据王女士的需求，从饮食、运动、日常生活习惯等方面为王女士提供了精简的护理计划，并根据其疑问细化内容，引导并鼓励她将计划付诸实践，达成知信行健康宣教模式的最终目标。

第十一章

围生期健康指导

学习目标

【知识目标】

1. 掌握不同类型分娩医院的特点、优势与局限性，了解顺产前准备的内容并认识到分娩心理准备的重要性；

2. 熟悉各种分娩方式对母体及新生儿的影响，明确分娩前各项检查的目的及意义。

【能力目标】

1. 能根据孕妇的个体差异制订孕前筛查计划，合理安排检查项目、顺序与时间，协助规避各种不良影响因素；

2. 能够运用健康教育理论对围生期家庭进行健康教育及指导，通过模拟案例提升健康教育实战能力。

【素质目标】

1. 提升护士与围生期家庭的沟通交流能力，向产妇及其家属清晰、准确地介绍相关知识；

2. 提升护士耐心、细心、同理心等素养，培养关爱母婴的人文关怀精神，能积极倾听产妇心声，理解其痛苦与困扰并给予情感共鸣与支持。

第一节 分娩医院的选择

一、选择分娩医院的重要性

选择正确的分娩医院对母婴健康至关重要。它确保在分娩过程中能获得专业的医疗支持，降低并发症风险。医院的专业技术水平、应对紧急情况的能力以及提供个性化服务的能力，都能显著影响孕妇的分娩体验和产后恢复。医院的地理位置对紧急情况下的及时救治也至关重要。支持母乳喂养和家庭参与的医院能够提供更全面的支持，帮助产妇和新生儿更好地适应新生活。经济因素和医疗记录的连续性也是选择医院时需要考虑的重要点。总之，综合考虑这些因素，选择一个既能满足医疗需求又能提供情感支持的医院，对确保分娩顺利和母婴健康极为重要。

二、如何选择合适的分娩医院？

选择分娩医院时，应综合考虑医院的专业技术水平、医疗安全记录、对紧急情况的应对能力、个性化服务提供、地理位置及交通便利性、家庭陪产政策、母乳喂养支持、经济成本以及医院的整体声誉。同时，考虑从孕期检查到分娩再到产后护理的连续性医疗服务，以及医院是否能够提供舒适的分娩环境和减少医疗干预的自然分娩选项。最终，根据个人健康状况、偏好和经济能力，选择一个既能确保母婴安全又能提供满意分娩体验的医院。

1. 医疗资源

（1）医生资质与经验。选择时需考察医院妇产科医生的资质。具有丰富经验的医生在处理复杂分娩情况（胎位不正、产后大出血等）时，能凭借积累的经验迅速做出准确判断并采取有效措施。了解医生的接生数量也很关键，接生数量较多的医生通常在应对各种分娩场景时更具信心和熟练度。

（2）护理团队。专业且充足的护理人员是保障产妇和新生儿得到良好照护的基础。护士应具备妇产科护理专业知识与技能，如有产后护理、新生儿护理等方面的培训经历。良好的护患比例也不容忽视，较高的护患比例意味着每位产妇和新生儿能得到更细致、及时的护理服务。

（3）医疗设备。先进的医疗设备对于应对分娩过程中的各种情况不可或缺。如胎儿监护仪，能够实时监测胎儿的心率、胎动等情况，及时发现胎儿窘迫等异常并预警。具备紧急剖宫产手术设备及相关配套设施，可在突发紧急情况时迅速开展手术，争取宝贵时间。

2. 医院设施与环境

（1）病房条件。舒适、安静且卫生的病房有助于产妇产后恢复。病房应具备良好的通风、采光条件，病床的舒适度要高，且有足够的空间方便家属陪伴与护理人员操作。提供母婴同室设施，便于产妇与新生儿亲密接触，促进母乳喂养及亲子关系建立。一些医院的病房还配备了独立卫生间、淋浴设施以及产妇产后康复所需的辅助设备。

（2）产房设施。产房应配备齐全的接生设备，产床的设计应符合人体工程学，方便产妇用力与医生操作。有无痛分娩设备及相关技术支持，如麻醉师的配备情况。我国已逐渐推广并完善了无痛分娩服务，为产妇减轻分娩痛苦提供了更多选择。分娩过程中的卫生消毒设施完备，严格的消毒流程可有效降低感染风险。

（3）医院周边环境。交通便利的医院便于产妇在临产前快速到达，减少路途奔波可能带来的风险。特别是对于突发早产等紧急情况，周边道路畅通、公共交通便捷能为产妇赢得宝贵的救治时间。医院周边配套设施完善，如停车场、餐饮服务等，方便满足家属在产妇住院期间的生活需求。例如，位于城市中心或交通枢纽附近的医院，往往在交通便利性与周边配套方面具有优势。

3. 医院类型及其特点

（1）综合医院。①优势：科室齐全，在产妇合并有其他内外科疾病时，如妊娠高血压合并心脏病，能迅速组织多学科专家进行会诊与协同治疗。综合医院的医疗资源丰富，拥有先进的大型医疗设备，如磁共振（MRI）、CT等，可对产妇的复杂病情进行全面准确的诊断。②局限性：由于科室众多，妇产科可能在资源分配上不如专科医院集中，产妇可能面临排队等候时间较长等问题，在个性化服务方面可能稍显不足。例如，在大型综合医院的妇产科门诊，产妇可能需要提前预约并在候诊区等待较长时间才能就诊。

（2）妇幼专科医院。①优势：专注于妇女儿童医疗服务，在妇产科领域具有高度的专业性。医护人员在妇产科疾病的诊断、治疗及分娩护理方面经验丰富，且医院的设施与服务流程多围绕妇产科需求设计。②局限性：对于产妇合并其他系统严重疾病时，可能需要转诊至综合医院进行进一步治疗，在综合医疗资源的整合上相对较弱。比如，当产妇在妊娠期出现涉及其他专科的严重疾病时，可能需要借助综合医院的多学科力量进行救治。

（3）私立妇产医院。①优势：环境优美、服务周到，注重产妇的就医体验。其通常会提供个性化的分娩套餐，包括产前检查、分娩方式选择、产后护理等一系列个性化服务，病房设施豪华，家属陪伴条件宽松。②局限性：医疗费用相对较高，部分私立医院的医疗技术水平与综合医院或妇幼专科医院相比可能存在差距，特别是在处理高危妊娠等复杂情况时。

4. 医疗质量评估

（1）剖宫产率。较低的剖宫产率通常反映出医院在自然分娩方面采取了有效的推动措施及拥有较高的助产技术水平。自然分娩对产妇的身体恢复和新生儿的健康都有诸多益处，如降低产后感染风险、促进新生儿呼吸系统和免疫系统的发育等。例如，一些倡导自然分娩的医院，通过开展分娩镇痛、导乐陪伴分娩等服务，将剖宫产率控制在较低水平。

（2）新生儿重症监护病房（NICU）水平。完善且高水平的NICU能够为早产儿、低体重儿及出生时有窒息等异常情况的新生儿提供及时有效的救治。NICU的设备先进程度、医护人员的专业水平以及救治成功率是评估其质量的重要指标。比如，具备先进的新生儿呼吸机、暖箱等设备，且医护人员经过新生儿专科培训，能够熟练地处理新生儿呼吸窘迫综合征、败血症等危急重症的NICU，能显著提升高危新生儿的存活率与健康质量。

（3）产后护理质量。优质的产后护理包括对产妇身体恢复的监测与指导，如子宫复旧情况、恶露排出情况等；提供科学的产后营养建议；开展产后康复训练指导，如盆底肌康复锻炼等；以及对新生儿护理的全面支持，如母乳喂养指导、新生儿沐浴与脐带护理指导等。通过产妇的满意度调查、产后并发症发生率等指标，可综合评估产后护理质量。例如，某医院通过定期开展产后护理知识讲座、产后康复操课程等，有效提高了产妇的自我护理能力与满意度，同时降低了产后乳汁淤积、子宫脱垂等并发症的发生率。

在为产妇选择分娩医院提供建议时，护生应充分了解产妇的个人情况，包括是否为高危妊娠、家庭经济状况、对医疗服务的个性化需求等，并结合上述多方面因素进行综合分析与评估，以帮助产妇选出最适合自己的分娩医院，确保母婴安全与健康。同时，护生自身应不断学习与积累相关知识和经验，提升专业素养，为产妇提供更加精准、专业且贴心的服务。

▶ 第二节　顺产前准备

顺产作为一种自然的分娩方式，对母婴健康有诸多益处。它不仅有助于胎儿肺部的充分发育和身体机能的锻炼，还能促进母体产后身体的快速恢复，减少并发症的发生风险。为了迎接顺产这一重要时刻，准妈妈们需要在多个方面做好充分准备。

一、身体准备

孕期适度运动有助于增强体力与肌肉力量，从而为顺产助力。如散步，能促进血液循环，增强心肺功能，以每日坚持 30 分种左右为宜；孕期瑜伽可有效锻炼盆底肌、腹肌等，以及提升身体柔韧性与平衡感；游泳也是不错的选择，在减轻身体负担的同时锻炼全身肌肉。不过，运动要循序渐进，避免过度劳累与剧烈运动，且需在医生指导下进行。临近预产期，可适当练习分娩呼吸法，如拉玛泽呼吸法，通过有规律的呼吸来缓解宫缩疼痛，放松身心，为分娩时的正确用力提供技巧支持。同时，要合理控制孕期体重增长，避免因胎儿过大而增加顺产难度。

二、心理准备

可通过参加孕妇学校课程、阅读专业书籍或与有顺产经验的妈妈交流等方式来了解顺产各阶段的生理变化与应对方法，减少未知带来的恐惧。保持积极心态至关重要，可通过听舒缓音乐、欣赏美丽风景来舒缓紧张情绪；家人也要给予准妈妈充分关爱与支持，让其感受到温暖与力量。

三、物品准备

孕妇需准备：①宽松舒适的棉质睡衣和哺乳内衣，方便产后穿着与哺乳；②足够的产褥垫、卫生巾，以应对产后恶露；③毛巾、脸盆、牙刷等洗漱用品，用于保持个人卫生；④吸管杯，方便产后饮水；⑤一些巧克力、能量饮料等，用于分娩时补充体力；⑥奶瓶、奶粉，作为母乳不足时的备用。新生儿方面，要准备柔软舒适的衣服、包被、帽子、纸尿裤、湿纸巾等。

四、知识准备

(一) 分娩征兆识别

1. 规律宫缩

规律宫缩是分娩即将开始的重要信号，特点为每隔一定时间出现且强度逐渐增强。可通过触摸腹部或使用宫缩记录工具监测宫缩间隔时间、持续时间及强度变化规律。

2. 见红

通常表现为少量阴道出血，一般在分娩前 24~48 小时出现。见红后要保持外阴清洁，避免剧烈运动，密切观察出血情况。

3. 破水

阴道有大量液体流出，一旦发生应立即平躺，减少羊水流出并尽快就医，防止发生脐带脱垂等危险情况。

(二) 熟悉待产过程

待产过程包括熟悉入院手续办理的流程、所需证件材料等，提前准备好身份证、医保卡、产检病历等重要文件。提前了解产房环境，如产房的布局、设备设施等，能够减少陌生感带来的紧张情绪。同时，提前规划好前往医院的路线与交通方式，无论是选择自驾、打车还是乘坐公共交通工具，都要确保能够快速安全地抵达医院。

第三节　分娩方式选择

分娩方式主要有自然分娩和剖宫产。自然分娩时，通过子宫规律且强有力的收缩，推动胎儿通过产道，此过程一般历经宫颈口扩张、胎儿娩出、胎盘娩出三个阶段。剖宫产是在产妇面临骨盆狭窄、胎位不正、前置胎盘等特殊状况，或伴有严重妊娠期合并症时，通过手术取出胎儿，以确保母婴安全。

在妇产科护理领域，协助产妇选择合适的分娩方式是一项至关重要且极具挑战性的任务。分娩方式不仅直接关乎产妇在分娩过程中的体验与产后恢复，而且与新生儿的健康和生命安全紧密相连。护生作为未来妇产科护理工作的主力军，深入且全面地了解各种分娩方式的特点、影响及选择依据，对于提供优质的母婴护理服务具有不可替代的重要意义。

在实际临床工作中，产妇分娩方式的选择受多种因素的影响。产妇自身的身体状况是首先需要考虑的因素，心理因素同样不容忽视，许多产妇对分娩过程存在恐惧心理，担心自然分娩的疼痛或对剖宫产的安全性存在疑虑，这些因素可能会使她们倾向于或排斥某种分娩方式。此外，家庭与社会因素也会对产妇的选择产生影响，家属的意见、文化背景及社会舆论等都可能在一定程度上左右产妇的选择。总之，分娩方式的选择是一个综合考量母婴健康、多因素相互交织的复杂过程。只有深入了解各种分娩方式的特点、影响及选择依据，熟练掌握评估与沟通技巧，才能为产妇提供科学、合理、人性化的建议，为母婴安全与健康保驾护航。

一、自然分娩

自然分娩，作为最为传统且符合生理规律的分娩方式，是在有规律宫缩的推动下，胎儿经阴道自然娩出的过程。其优势显著，从母体角度来看，产后身体恢复相对较快。这是因为自然分娩过程中，子宫及身体其他部位经历了自然的生理收缩与扩张过程，有助于产后子宫收缩复原，减少产后出血的风险。例如，自然分娩后的子宫能够更快地恢复到孕前大小，恶露排出也更为顺畅。在长期影响方面，自然分娩减少了因手术操作可能引发的盆腔粘连等并发症风险，对女性未来的生殖健康和身体健康都有着积极的意义。

对于新生儿而言，自然分娩过程是其身体机能得到良好锻炼的机会。在经过产道的挤压后，新生儿肺部的羊水得以有效排出，这为其出生后迅速建立自主呼吸奠定了坚实基础。同时，产道的适度压力对新生儿的神经系统发育也具有刺激作用，有助于其感觉统合能力的发展，在一定程度上降低了日后感觉统合失调的风险。

然而，自然分娩并非毫无风险与不适。分娩过程中的宫缩疼痛往往较为剧烈，且持续时间较长，这对产妇的心理和生理承受能力都是巨大的考验。此外，自然分娩还可能面临一些突发状况，如胎儿窘迫、难产等。例如，当胎儿头部径线过大与产妇骨盆不匹配时，可能会导致胎儿在产道内受阻，延长分娩时间，增加胎儿缺氧的风险。在这种情况下，可能就需要考虑其他分娩方式的介入。

二、剖宫产

剖宫产是通过手术切开腹部及子宫壁取出胎儿的分娩方式。在某些特定情况下，剖宫产具有不可替代的作用。例如，当产妇存在严重的骨盆狭窄，胎儿无法通过正常的骨性产道时，剖宫产能够迅速、安全地将胎儿娩出，避免了因强行顺产可能导致的子宫破裂、胎儿严重窒息等灾难性后果。对于多胎妊娠、前置胎盘、胎盘早剥等高危妊娠情况，剖宫产也常常是首选的分娩方式，能够在短时间内结束妊娠，保障母婴安全。

但剖宫产作为一种外科手术，对母体的创伤较大。术后切口疼痛较为明显，且恢复时间较长，产妇在术后需要长时间卧床休息，这增加了下肢静脉血栓形成、肺部感染等并发症的发生风险。从长期来看，剖宫产子宫切口处形成的瘢痕组织，在再次妊娠时可能面临瘢痕妊娠、子宫破裂等严重风险。据统计，剖宫产术后再次妊娠发生瘢痕妊娠的概率较未剖宫产的产妇明显升高。子宫破裂虽然发生率相对较低，但一旦发生，往往会导致严重的并发症甚至死亡。

对于新生儿来说，由于缺乏自然分娩过程中的产道挤压，其肺部羊水残留相对较多，故出生后自主呼吸的建立可能会相对延迟，同时增加了新生儿呼吸窘迫综合征的发病风险。

三、助产分娩

助产分娩主要包括产钳助产和真空吸引助产等方式。产钳助产是利用特制的产钳，在宫缩时夹住胎儿头部，协助胎儿娩出。真空吸引助产则是通过放置在胎儿头部的真空吸引器，借助负压吸引的力量引导胎儿通过产道。这些助产方式通常在自然分娩过程中出现胎儿窘迫、第二产程延长等情况时应用。

助产分娩的优势在于能够在一定程度上加快分娩进程，及时解决自然分娩过程中的紧急状况，避免出现因长时间分娩导致的胎儿缺氧等严重后果。例如，当胎儿心率出现异常下降，提示胎儿窘迫时，及时的产钳或真空吸引助产可以帮助迅速娩出胎儿，保障其生命安全。但产钳助产可能会对胎儿头部及母体产道造成一定程度的损伤，如导致胎儿头皮血肿、面部擦伤，母体会阴撕裂等。真空吸引助产如果负压控制不当，可能会引起胎儿头皮损伤、颅内出血等并发症。不过，随着医疗技术的不断进步和医护人员操作技能的提升，这些并发症的发生率已经得到了有效的控制。

▶ 第四节　分娩前检查项目

分娩前检查是指在孕妇临近分娩阶段所进行的一系列医学检查。它是对孕妇身体基本状况、产科相关情况、实验室指标以及胎儿状况等多个方面的综合评估。分娩前的检查对于确保母婴安全、顺利分娩起着极为关键的作用。全面且细致的检查能够为医护人员提供丰富而准确的信息，使其在分娩过程中能够及时察觉并处理各类潜在风险与突发状况，有力保障了母婴的健康与安全。

一、基本身体状况检查

首先是基本身体状况检查，包括测量身高、体重、血压、心率、体温等基础指标。体重监测可判断孕期增重是否合理，增重过快易致胎儿过大、难产，不足则可能暗示胎儿发育不良。血压测量至关重要。孕期高血压是常见危险并发症，可引发子痫等严重后果，从而威胁母婴生命，定期测量血压有助于及时发现异常并处理。

二、产科检查

分娩前的产科检查是评估母婴状况、预测分娩过程的关键环节。腹部触诊可确定胎儿胎位，了解其在子宫内的位置。胎位直接关乎分娩方式的选择，头位利于顺产，臀位或横位可能需剖宫产。同时其还能用于估算胎儿大小与羊水的多少，为评估分娩难度提供参考。宫高与腹围能间接反映胎儿的生长发育情况，若数据与孕周不符，可能提示胎儿发育迟缓或羊水异常，医生会据此进行进一步的检查以明确原因并制定方案。胎心监护可以监测胎儿的胎动、胎心及宫缩的情况，也是分娩前的常规检查项目。临近分娩的阴道检查也必不可少，医生借此查看宫颈口扩张程度、宫颈管消退情况及骨盆大小形态。宫颈变化是分娩开始的重要标志，骨盆大小则影响胎儿能否顺利通过产道，骨盆狭窄可能导致难产，医生会在综合考量后决定分娩方式。

三、实验室检查

实验室检查包含多个重要项目。血常规可反映产妇血液状况。血红蛋白水平能显示是否贫血，贫血会削弱产妇分娩耐力、增加产后出血风险并影响胎儿氧供；白细胞计数可判断有无感染迹象，白细胞升高提示可能存在炎症，分娩时需密切监测并及时处理以防感染扩散。凝血功能检查可评估产妇凝血机制，凝血酶原时间、部分凝血活酶时间、纤维蛋白原等指标正常才能确保分娩后及时止血，异常时医生需提前准备应对措施。肝肾功能检查可了解孕期负担加重的肝脏和肾脏功能状态。肝功能指标可反映肝脏是否受损；肾功能指标可用于评估肾脏排泄功能，异常时需调整分娩用药方案。传染病检查涵盖乙肝、丙肝、艾滋病、梅毒等项目，既能保障产妇分娩安全，又能防止母婴传播。

四、超声检查

超声检查在分娩前极为关键，能清晰呈现胎儿胎位、双顶径、股骨长、胎盘位置与成熟度、羊水指数等信息。双顶径和股骨长可用于估算胎儿体重，帮助医生判断胎儿发育与骨盆适配度。胎盘位置和成熟度对评估胎盘功能与分娩时机意义重大，前置胎盘可能引发大出血，需提前防范。羊水指数可反映羊水的多少，羊水异常会对胎儿产生不良影响，如过少可致胎儿窘迫，故需密切监测或干预。

▶ 第五节　分娩心理准备

准妈妈在分娩来临之前，为应对分娩过程中的生理痛苦、情绪波动以及身份转变等诸多挑战，需进行一系列心理调适和认知构建。在这个过程中，不仅身体会经历巨大变化，心理上也将面临诸多挑战。在迎接新生命的时刻，分娩心理准备与身体准备同等重要。良好的心理状态能帮助准妈妈们更从容地面对分娩时的疼痛与挑战，增强分娩信心，减轻焦虑和恐惧。调动主观能动性，积极乐观地应对分娩过程，有利于产程进展，同时可为宝宝的顺利降临奠定坚实基础。

一、分娩心理准备的重要性

分娩是一个自然的生理过程，虽然绝大多数女性都具备自然分娩的能力。但很多准妈妈在临近分娩时，仍会因各种未知的因素产生焦虑、担忧甚至恐惧等不良情绪，这些负面情绪可能会在一定程度上加重分娩时的疼痛感，甚至可能影响分娩的顺利进行。

因此，做好分娩心理准备，增强分娩信心，树立正确的分娩观，对于帮助准妈妈顺利度过分娩阶段有着至关重要的作用。

二、树立正确的理念和信心

1. 树立正确的心态是分娩成功的内在驱动力

首先要坚信自己身体的本能，女性的身体在漫长的孕期已然为分娩做好了充分准备，子宫的增大、激素的协调变化以及骨盆关节的松弛都为宝宝的出生创造了条件。每一位女性都具备分娩的能力，身边女性顺利分娩的经历便是最好的例证。孕妇应时常进行积极的自我暗示，如"我能行，我有足够的力量迎接宝宝"，以此强化内心的自信。同时，学会接纳分娩可能带来的不适与疼痛，将其视为新生命诞生的必经之路，用乐观和坦然的心态去面对，而非一味地抗拒与害怕。可以通过了解其他女性成功分娩的经历，比如向身边已经生育过的朋友、亲戚请教，听她们分享分娩时的故事，从中汲取正能量，增强自己的信心。同时，也可以多与其他孕妇交流，互相鼓励打气，让自己从心底认可分娩这一自然过程，从而以更加积极的心态去面对它。

2. 主动学习孕产期知识与技能是消除恐惧的有力武器

对孕妇来说，主动学习孕产期相关知识和技能，能让她们对分娩过程做到心中有数，从而有效缓解焦虑和紧张情绪。帮助了解分娩的各个阶段，知晓每个阶段可能出现的身体反应，如宫缩是怎样的感觉、见红意味着什么、破水后该如何应对等，提前做好应对这些情况的准备。还可以学习一些分娩时的呼吸技巧、放松方法，例如拉玛泽呼吸法，就是通过规律的呼吸来减轻宫缩疼痛，帮助孕妇在分娩过程中更好地保持放松状态。此外，掌握产后护理以及新生儿照顾的基本知识，也能减少对产后未知情况的担忧，从而更安心地迎接新生命的到来。

3. 家人和朋友的支持在心理准备中起着不可或缺的作用

孕妇往往较为敏感，心里会有很多想法和顾虑，这时与家人、朋友倾诉交流，能够获得情感上的支持。家人可以给予孕妇生活上无微不至的照顾，营造温馨、舒适的家庭氛围，让她们感受到满满的关爱和安全感。朋友则能以过来人或者旁观者的角度，为孕妇提供一些实用的建议，比如分享孕期好物、推荐合适的产检医院等。而且，这种交流互动能让孕妇知道自己不是独自在面对分娩这件事，身边有很多人在关心支持着自己，从而减轻产前的压力和紧张情绪。

4.及时寻求专业帮助

如果孕妇在分娩准备过程中，感觉自己无法应对内心的焦虑、抑郁等情绪问题，或者对分娩相关事项存在诸多困惑，一定要及时寻求专业帮助。医生、助产士、护士等专业医护人员有着丰富的临床经验，他们可以详细讲解分娩过程中的各种情况，解答关于分娩方式、分娩风险等疑问，提供科学合理的建议。对于存在情绪问题的孕妇，心理医生还能够通过专业的心理评估，制订相应的治疗方案，帮助她们调整心态，更好地应对分娩以及产后可能出现的心理变化。

三、提升分娩心理准备效果的综合策略

1.加强心理健康教育

针对围生期女性心理健康素养不足的情况，医疗机构、社区等可以组织开展各类心理健康教育活动，比如举办孕产期心理健康讲座，发放宣传手册，普及围生期心理变化的相关知识，介绍常见心理问题的应对方法，帮助她们提升心理健康素养及正确看待分娩心理准备。

2.营造良好社会支持氛围

倡导家庭成员、朋友等给予孕妇更多理解和包容，鼓励她们积极表达内心感受，及时寻求帮助。同时，也可以通过线上线下的孕妇交流等方式，让她们在相互交流分享中感受到温暖与支持，共同做好分娩心理准备。家庭尤其是丈夫的支持是孕妇坚强的后盾。丈夫应积极参与到分娩准备中来，与妻子共同学习分娩知识，参加分娩课程，了解妻子在孕期及分娩过程中的身体变化与心理需求。在日常生活中，丈夫应给予妻子无微不至的关怀，耐心倾听她的烦恼与忧虑，用温暖的言语和贴心的行动给予安慰与鼓励。例如，陪伴妻子散步、为她准备营养丰富的餐食、在她夜间因身体不适难以入眠时给予陪伴。在分娩时，丈夫坚定的眼神、紧握的双手能传递给妻子无尽的力量，让她感受到不是一个人在战斗。

3.完善医疗服务保障

医疗系统要进一步完善围生期心理保健服务，加强对医护人员在孕产妇心理健康方面的专业培训，提高他们对孕产妇心理问题的识别和干预能力。在产检、分娩等各个环节中，医护人员要主动关注孕妇的心理状态，及时发现并给予心理疏导，为她们顺利分娩提供全方位的医疗保障。

● 第六节　情景案例

【孕妇信息】

孕妇刘女士，28岁，初次怀孕，孕36周，孕期检查无明显异常。随着孕晚期的到来，刘女士与丈夫赵先生对即将面临的分娩感到焦虑，不清楚顺产、剖宫产各自的利弊，也不知道自身条件更适合选择哪种分娩方式，担心分娩过程中的疼痛、风险以及产后恢复等问题，特来寻求围生期专业的分娩指导建议。

【情景】

某医院妇产科病房谈话室，护士采用健康信念模式对即将迎来头胎宝宝的刘女士夫妇进行健康教育。

【健康教育过程及解析】

第一步：评估健康信念

护士：（满脸关切，语气轻柔）刘女士、赵先生，咱们来聊聊分娩方式的选择。刘女士，我看您一脸愁容，是不是对分娩有些担心呢？您倾向于顺产还是剖宫产呢？心里有想法不妨和我说说。赵先生，您作为家属，又是怎么考虑的呢？

刘女士：（眼神中满是焦虑）我这是头一回生孩子，完全就是个新手，什么经验都没有，听别人说顺产疼，剖宫产又有好多术后问题，我现在特别迷茫，真不知道该选哪种分娩方式，就怕分娩时会很痛苦。

赵先生：（附和着点头，神色凝重）是啊，护士，我们俩这几天愁得觉都睡不好。我既怕顺产她受不了那个疼，又怕剖宫产术后恢复不好，以后落下病根。您能不能从专业角度出发，给我们一些建议？

解析：

按照健康信念模式，个体健康行为受自身信念影响。护士通过问题引导，了解夫妇对分娩方式的想法，并评估其健康信念，包括对不同分娩方式的利弊和风险的认知与态度，从而为后续教育找切入点。

第二步：提供针对性教育信息并引导互动交流

护士：（给予安慰的眼神）我非常理解你们此刻的心情，很多初为父母的夫妻都会像你们一样焦虑。顺产的最大好处就是产后恢复快，一般生完当天或者第二天就能下床进行简单活动，这有助于身体机能的快速恢复，从而为后续照顾宝宝提供更多的精力，而且顺产过程中宝宝经过产道挤压，对宝宝的肺部发育等有一定好处。不过，顺产确实在分娩过程中会比较疼，产程可能持续几个小时甚至更久，期间还可能出现产程延长、会阴撕裂这些情况。

刘女士：（眼睛瞪大，一脸担忧）那会阴撕裂严重吗？会不会很难恢复啊？

护士：（拿起宣传资料，指着相关图片，语气平和）您先别慌，您看这资料上都有详细说明。现在医疗技术很发达，即使出现会阴撕裂，医生也会根据情况及时缝合，产后按照医嘱护理，大部分产妇都能恢复得很好。而且产前我们会做详细检查，包括骨盆条件、胎位等，以此来综合判断顺产的可行性，所以您不用过于担心。

赵先生：（若有所思，微微皱眉）那如果选择剖宫产是不是就没这些顺产的麻烦事了？

护士：（表情认真，耐心解释）剖宫产在生产时打了麻药，分娩过程中的疼痛确实会减轻很多，但术后恢复要面临的问题也不少。伤口愈合慢，一般要一周左右才能初步愈合，期间还容易引发感染，后续护理要格外小心，每天都要注意伤口清洁、换药，而且产后活动会受限一段时间，长时间卧床还可能引发一些并发症，如血栓等。另外，剖宫产后再次怀孕时，子宫破裂风险会相对增加。

解析：

在健康信念模式里，提升个体采纳健康行为意愿，关键是让其正确认识行为益处、克服障碍、客观看待风险。护士详细阐述了顺产和剖宫产的利弊，让夫妇二人对其有清晰的认知，从而改变或强化健康信念。

第三步：强化健康信念与促进决策

护士：（微笑着，眼神坚定）综合来看，顺产和剖宫产各有利弊。不过刘女士，您的孕期检查结果显示骨盆、胎位都好，这为顺产提供了有利的基础。顺产对宝宝益处多，产道挤压能锻炼宝宝肺部，使其呼吸系统更健康，且能更快适应外界环境。产前会做很多检查，医生会根据情况来判断，我们医护团队也会全力保障您和宝宝的安全，条件允许的话，你们可以优先考虑顺产。

刘女士：(脸上露出安心笑容)嗯，听你这么一讲，心里踏实多了，顺产对宝宝好，又恢复得快，我和我老公一定好好配合检查，争取顺产。

赵先生：(感激地看着护士，连连点头)太感谢您了，护士，您说得这么详细，我也放心多了。只要能少让她受苦，又对宝宝好，顺产确实是个好办法，就盼着宝宝平安出生了。

护士：(开心地笑起来，眼神里满是祝福)对呀，放轻松些，开开心心地迎接宝宝的到来就好了，有什么问题随时来找我。

解析：

此阶段，根据健康信念模式巩固采纳健康行为意愿。护士再次强调顺产的优势和医疗保障措施，以增强夫妇的信心。通过这些措施，护士帮助夫妇将积极信念转化为行动倾向，理性地作出分娩决策，从而缓解他们的焦虑情绪。

参考文献

[1] 卫生部关于印发《产前诊断技术管理办法》相关配套文件的通知[EB/OL]. 2020.（国基妇发〔2002〕307号,简称307号文件）

[2] 李力,刘小利,程蔚蔚,等.备孕保健专家共识（2023）[J].中国优生与遗传杂志,2023,31（9）: 1737-1743.

[3] 杨丽,赵文.守护新生:孕产妇孕期心理辅导[M].长沙:湖南教育出版社,2024.

[4] 杜倩,冯霞,马玉红.基于患者报告结局的回授法健康教育在眼科门诊糖尿病视网膜病变病人中的应用[J].护理研究,2024,38（18）: 3367-3371.

[5] 谢幸,孔北华,段涛.妇产科学[M].9版.北京:人民卫生出版社,2018.

[6] 吴欣娟,姜梅,卢契.助产士专科培训[M]北京:人民卫生出版社,2019.

[7] 马良坤.孕产期健康教育[M].北京:人民卫生出版社,2021.

[8] 郭晓辉,陈敦金,漆洪波.产前和产时电子胎心监护临床实践专家共识[J].中国实用妇科与产科杂志,2022,38（7）: 714-725.

[9] 黄俊巧,李映桃,刘梦玥,等.2022年中国妊娠期高血糖诊治指南与美国糖尿病学会妊娠合并糖尿病诊治指南比较[J].国际妇产科学杂志,2022,49（6）: 691-698.

[10] 中华预防医学会.孕产妇心理健康管理专家共识（2019年）[J].中华妇幼健康研究,2019.30（7）: 781-786.

[11] 秦春香,陆虹.围生期心理健康管理[M].北京:人民卫生出版社,2024.

[12] 刘召芬,郑睿敏.孕产妇心身健康指导手册[M].北京:人民卫生出版社,2021.

[13] 《孕产妇抑郁障碍综合防治策略与技术专家共识》撰写专家组.孕产妇抑郁障碍综合防治策略与技术专家共识[J].中国预防医学杂志,2024,25（10）: 1213-1222.

[14] 中国妇幼保健协会妊娠合并糖尿病专业委员会.妊娠期运动专家共识[J].中华围产医学杂志,2021,24（9）: 641-645.

[15] 聂云霞.孕期护理皮肤的关键点是什么[J].健康向导,2018（6）: 21.

[16] 张凤敏.孕期皮肤护理干预对孕妇妊娠结果的影响及临床研究[J].药店周刊,2021,30（30）: 96-97,100.

[17] 薛惠文.孕妈妈孕期饮食及皮肤护理[J].妇儿健康导刊,2020,10（8）: 22-24.

[18] 中国妇幼保健协会助产士分会,中国妇幼保健协会促进自然分娩专业委员会.正常分娩临床实践指南[J].中华围产医学杂志,2020,23（6）: 371-375.

[19] 周盼盼,王娴,顾飞,等.健康信念模式在老年患者健康教育的应用研究进展[J].护理学报,2024,31（22）: 30-34.

图书在版编目(CIP)数据

产科护理健康教育实操教程／赵文等主编. --长沙：
中南大学出版社，2025.6. --ISBN 978-7-5487-6205-8

Ⅰ. R473.71

中国国家版本馆 CIP 数据核字第 20257DS033 号

产科护理健康教育实操教程
CHANKE HULI JIANKANG JIAOYU SHICAO JIAOCHENG

赵文　杨丽　骆璐　曹利萍　主编

□出 版 人	林绵优	
□责任编辑	李　娴	
□责任印制	唐　曦	
□出版发行	中南大学出版社	
	社址：长沙市麓山南路	邮编：410083
	发行科电话：0731-88876770	传真：0731-88710482
□印　　装	广东虎彩云印刷有限公司	

□开　　本	787 mm×1092 mm 1/16	□印张 9.5　　□字数 238 千字
□版　　次	2025 年 6 月第 1 版	□印次 2025 年 6 月第 1 次印刷
□书　　号	ISBN 978-7-5487-6205-8	
□定　　价	49.80 元	

图书出现印装问题，请与经销商调换